360 度家庭自疗全方案丛书

妇科疾病

FUKEJIBING

主编　张胜杰

中国医药科技出版社

内容提要

全书共包括七部分：基础知识、诊断与鉴别、西医治疗、中医治疗、生活调理、运动健身、预防保健。内容言简意赅，通俗易懂，方法简便，实用性强，是广大女性保健及疾病防治的必备用书，亦可供基层医务人员学习参考。

图书在版编目（CIP）数据

妇科疾病 / 张胜杰主编 . —北京：中国医药科技出版社，2015.7
（360度家庭自疗全方案丛书）
ISBN 978 – 7 – 5067 – 7573 – 1

Ⅰ. ①妇… Ⅱ. ①张 Ⅲ. ①妇科病 – 诊疗 Ⅳ. ①R711

中国版本图书馆 CIP 数据核字（2015）第 108905 号

美术编辑 陈君杞
版式设计 郭小平

出版　中国医药科技出版社
地址　北京市海淀区文慧园北路甲 22 号
邮编　100082
电话　发行：010 – 62227427　邮购：010 – 62236938
网址　www. cmstp. com
规格　710×1000mm ¹⁄₁₆
印张　15 ¼
字数　242 千字
版次　2015 年 7 月第 1 版
印次　2016 年 12 月第 2 次印刷
印刷　北京九天众诚印刷有限公司
经销　全国各地新华书店
书号　ISBN 978 – 7 – 5067 – 7573 – 1
定价　**35. 00 元**
本社图书如存在印装质量问题请与本社联系调换

丛书编委会

本书编委会

主　编　张胜杰

编　委　张铎毓　刘杰民　彭　灿
　　　　余武英　施玉清　刘　俊
　　　　范建春　孙三宝

前　言

　　在当今，女性是疾病高发人群。关心女性的身心健康，普及疾病防治知识，对提高我国人口素质和生活质量极为重要。如果广大女性掌握一些妇科常见病的简易防治方法，便可及时有效地预防和治疗女性常见疾病，可以做到有病早治，无病早防。

　　妇科炎症是女性常见病、多发病，主要包括外阴、阴道、子宫、输卵管、卵巢及盆腔急、慢性感染，如不及时诊断和治疗，这类疾病会严重影响女性的身心健康。为了有效防治妇科疾病的发生，我们组织妇科专家，参考有关资料，依据女性常见病特点，编写了《妇科疾病》一书。全书共分七章：基础知识、诊断与鉴别、西医治疗、中医治疗、生活调理、运动健身、预防保健。内容言简意赅，通俗易懂，方法简便，实用性强，是广大女性保健及疾病防治的必备用书，亦可供基层医务人员学习参考。由于水平所限，书中不足之处，敬请专家、同仁和广大读者赐教。

编　者

2015 年 3 月

目 录

基础知识

诊断与鉴别

西医治疗

中医治疗

生活调理

运动健身

预防保健

01

基础知识

女性生殖器官的组成

女性生殖器官分外生殖器官和内生殖器官。

外生殖器官是指生殖器的外露部分，又称外阴，是生殖器官的门户，包括阴阜、大阴唇、小阴唇、阴蒂、阴道前庭、前庭大腺及处女膜等几部分。

内生殖器官是指生殖器的内在部分，也是生殖器官的关键结构，包括阴道、子宫、输卵管和卵巢。通常把输卵管和卵巢统称为附件。

（1）阴道：阴道是子宫与外界相通的一个腔道，是性交、经血排出及胎儿娩出的通道。

（2）子宫：子宫下接阴道，上连输卵管，解剖上又分为宫颈和宫体两部分，宫颈暴露于阴道内，手指伸入阴道顶端能触摸到宫颈，宫颈感觉像鼻子，中间有一小凹陷，是经血流出的地方，宫颈外口通向阴道内。未孕的子宫像自身拳头大小，其厚厚的壁内有人体内最强壮的肌肉。子宫的主要生理功能是孕育胎儿和形成月经。

（3）输卵管：输卵管为一对细长而弯曲的管道，近端与子宫角相连，远端游离与盆腔相通，输卵管是精子和卵子"鹊桥相会"的场所。

（4）卵巢：卵巢的形状和大小犹如剥去壳的杏仁，位于子宫两侧输卵管的后下方，卵巢能排出卵子并周期性分泌性激素，维持女性特有的生理功能和第二性征。

上述组织器官各司其职，使妇女得以具有性欲、性交、孕育胎儿及分娩功能的基本条件，从而使人类得以世代繁衍不衰。

女性生殖器官的防御能力

从女性生殖器官解剖特点来推测，因其直接与外界相连，利于细菌和微生物入侵，但事实是占世界人口一半的女性，仅有少部分人口发病。为何会产生这种现象？究其原因是女性生殖器官具有很强的自我防御能力，在正常情况下足以抵御外来侵扰，保护自身良好的内在环境。这种防御能力主要表现在两个方面。

1. 解剖结构上的防御能力

（1）机械屏障作用正常情况下，女性的生殖道内分泌物如白带、宫颈黏液和经血等可以顺畅地从子宫、宫颈、阴道向体外排出，而体外微生物则不易进入体内，这是因为女性的外阴两侧大小阴唇呈自然合拢状态，像两扇关闭的大门一样将阴道口和尿道口遮掩住。其次由于盆底肌肉群的作用，使阴道前后壁紧紧相贴。此外宫颈管分泌黏液形成黏液栓，堵住宫颈管的通道，宫颈内口平时也处于紧闭状态，在一定程度上阻碍异物与不洁物的侵入，这样三道城墙严密把守将微生物拒之门外。

（2）阴道上皮细胞在卵巢周期性分泌激素的影响下增生变厚，抵抗力增强。

（3）卵巢周期性分泌的激素使子宫内膜周期性脱落，产生一月一次的月经。随着子宫内膜的剥脱和经血的排出，原有的子宫内膜脱落，新的内膜长出，不利于病原菌扎根及繁殖。

（4）输卵管黏膜上皮含有大量的类似软刷子一样的纤毛，这些纤毛可以向宫腔方向摆动，使输卵管管腔内的分泌物排入宫腔、宫颈、阴道，也起到清除异物、保持清洁的作用。

2. 生理功能上的防御能力

正常女性阴道中寄居大量乳酸杆菌，阴道上皮细胞内含有丰富的糖原，在阴道乳酸杆菌的作用下分解为乳酸，维持阴道正常的酸性环境，抑制了阴道内致病菌的生长繁殖。而宫颈管内的黏液为碱性，又抑制了嗜酸性细菌的生长，对防止生殖道感染有一定意义。

可见，上述两大自然防御机制足以保持女性生殖道的健康。

女性阴道易导致炎症的原因

妇女如不注意月经期、流产及产褥期卫生，或因流产、分娩、手术等创伤时医师未严格遵守无菌操作，或不良的性生活习惯均可导致女性内生殖器

（包括子宫、卵巢及输卵管）及其周围的结缔组织、盆腔腹膜发生炎症，称为盆腔炎。盆腔可一处或几处同时发病。由于输卵管、卵巢统称附件，且输卵管发炎时常波及"近邻"卵巢，故又称附件炎。附件炎的发病率最高。甚至波及整个盆腹腔腹膜。

女性阴道内寄生的微生物很多，但"大家在一个屋檐下相处"都相安无事，但是在下列一些情况下，会打乱这种平衡状态，导致炎症发生。

（1）体内生理性激素变化，月经前后，雌激素水平下降，这时阴道内的酸碱度会从正常弱酸性向碱性转化，有利于许多细菌繁殖生长。此外，妊娠期，体内雌激素水平明显升高，此时阴道内高雌激素状态又适合一些真菌、加德诺菌及厌氧菌的繁殖生长。所以妊娠妇女容易得霉菌性阴道炎、细菌性阴道病等疾病。

（2）药物影响，长期应用广谱抗生素，会杀灭产生过氧化氢的乳酸杆菌，导致真菌的快速生长。长期使用免疫抑制剂会同样降低阴道内免疫能力，招致生殖道内一些毒力较低的病原体生长繁殖致病。

（3）某些疾病，患糖尿病的女性更容易并发霉菌性阴道炎，这是因为糖尿病患者的阴道上皮细胞内的糖原超过了正常水平，使阴道的酸度增加，促使真菌繁殖，从而诱发霉菌性阴道炎，引起白带增多、外阴瘙痒等症状。此外，糖尿病患者所排出带糖的尿刺激外阴部，因而容易发生外阴炎；同时带糖的尿也容易引起霉菌感染，并使霉菌加速繁殖，从而加重了外阴炎。

（4）避孕方法，一些杀灭精子的避孕药或薄膜，在对精子起杀灭作用的同时，也会对阴道内乳酸杆菌产生毒性作用，使其产生的过氧化氢减少，则有利于阴道内细菌生长。放置某些宫内节育器，尤其是带有尾丝的节育器，容易使宫颈管内厌氧菌数量提高。

（5）性生活不良性伴侣过多、性生活过度频繁、性伴侣有性传播性疾病，往往扰乱阴道内环境的平衡状态，尤其是一些性传播性疾病，如：淋病、沙眼衣原体、人类乳头状瘤病毒等病菌的侵入会致病。

白带异常的几种症状

女性的白带来源于子宫颈部。在子宫颈的前端外面，有一层比较致密的鳞状上皮细胞，具有很强的抵抗能力，因此在性生活时，即使受到物理性的冲击也不容易发生损伤；而在其内面的子宫颈内口却是具有分泌能力的柱状上皮细胞。当女性在排卵期，卵巢产生雌激素时，由于此处具有较多的雌激素受体，于是在雌激素的直接影响下，柱状上皮细胞就会分泌出许多无色的或微微带白色的分泌液，这就是白带。正常情况下，白带在月经期前后的不同时间的性状有所不同。比如排卵期，白带增多，呈透明水状，像鸡蛋清一样；月经前，白带会变白、浓稠，甚至有些偏黄；月经后，白带转为较透明的状态。正常白带是白色、透明、黏稠和无臭的液体。

白带中含有许多营养丰富的糖原，它不但起到滋养阴道的作用，而且其中的糖原在阴道乳酸杆菌的作用下，会产生大量的乳酸，这就使女性的阴道呈酸性，pH 为 4～5，这就使进入阴道的致病菌被杀灭或被抑制。这个天然的生理效应被称为阴道的自洁作用。

女性白带异常主要有以下几种症状：

（1）无色糨糊样白带，白带像糨糊发黏，量多，常浸染内裤。多见于慢性宫颈炎，另外，使用雌激素制剂较多的妇女也可出现这种白带。

（2）豆渣样白带，白带量多，状如豆渣呈絮状，并伴有阴道奇痒。此种白带多因阴道有霉菌感染或患糖尿病引起。

（3）泡沫样白带，白带呈泡沫状，量多，伴有外阴和阴道瘙痒，如果做阴道白带涂片检验，可查到活动的滴虫。此病常因阴道口奇痒搔抓，又引起化脓性感染，白带变为黄脓泡沫状。

（4）脓性白带，白带呈黄色或绿色脓样，多伴有周身无力、低热等症状，很可能是得了急性阴道炎或宫颈炎，化脓表明有细菌感染。

（5）水样白带，白带清澈如水，常湿透内裤，有一股臭味，多是输卵管肿瘤的征兆。

（6）血性白带，多由宫颈息肉、黏膜下肌瘤、重度慢性宫颈炎，甚至宫颈肿瘤引起。

当出现上述异常白带时，则提示可能患有阴道炎、宫颈炎、盆腔炎、性病或生殖器肿瘤，应尽早去医院检查和治疗。

妇女不要经常用药物冲洗外阴和阴道

在妇科门诊，经常会有患者要求："医师，我外阴偶尔会瘙痒，给我配些阴道清洗液好吗?"而有的患者在被查出患有阴道炎之后，疑惑地问医师："我很注意卫生的，除了洗澡，还天天用冲洗液冲洗外阴阴道，怎么还会得这种病?"殊不知，对于阴道冲洗液的盲目迷信和误用，恰恰是现代很多女性感染阴道炎的原因。女性阴道内是一个弱酸性的环境，其本身对很多细菌就有一定的抑制作用，而子宫颈管所分泌的黏液却呈碱性，对不耐碱的病原体有抑制作用。在这种情况下，女性的阴道可自然地保持清洁与卫生。而一旦阴道的这种内环境改变了，平时即使安分守己的细菌也会乘机"兴风作浪"。然而，市面上销售的很多阴道冲洗液都是碱性的，有的女性天天使用，不仅起不到杀菌的作用，反而会中和了阴道内的酸性，使得阴道抵抗细菌的能力大大下降，给各种病原微生物入侵造成可乘之机。因此，对大多数妇女来说，经常进行阴道冲洗不仅不能增进阴道的卫生，甚至对健康有害。

此外，美国学者观察发现，用阴道冲洗液冲洗阴道的妇女，每月降低妊娠率约30%，年轻者较年长者更明显。其原因还可能是冲洗液改变了阴道的酸碱度和阴道的微生态环境，导致了其他病原菌的繁殖生长，如支原体、衣原体、加德诺菌、霉菌等的生长，发生不同程度的炎性反应，还有可能会造成输卵管炎、盆腔炎、不孕症甚至宫外孕等妇科疾病的发生。故提醒广大妇女不要滥用药液冲洗外阴阴道。即使是得了阴道炎，也要查明阴道炎原因后在医师的指导下用药，因为不同的阴道炎需要用不同的冲洗液，如滴虫感染引起的阴道炎，需要使用酸性的冲洗液；而霉菌感染的阴道炎，则需要使用碱性的冲洗液。

引起妇科炎症的因素

妇科炎症是一个范畴很广的概念，凡女性的生殖器官，包括外阴、前庭大腺、阴道、宫颈、子宫体、输卵管、卵巢及盆腔腹膜，受到各种致病菌侵袭感染后发生的炎症，统称妇科炎症。据 2007 年有关临床资料统计，在年轻女性中，约有 39% 患有妇科炎症；在中年女性中，患有或曾经患有妇科炎症的占 69%；妇女一生中至少患一、两次妇科炎症的大约有 90% 以上，可见妇科炎症是妇科疾病中发生率最高的一种。这是由女性生理与解剖结构的特殊性决定的，使女性脆弱的生殖系统成为一生中的"多事"地带，也是许多全身性疾病的"发源地"。引起妇科炎症的因素很多，除了个人的卫生习惯、身体抵抗力因素外，近些年来性关系紊乱、少女怀孕、未婚流产人数增多等社会因素也成为重要原因；而且使得妇科炎症呈现年轻化的特点，从而也导致了炎症并发症如异位妊娠、不孕症的比例大大增加，成为目前女性生殖健康中的一个重要问题，生殖道感染的防治亦成为妇女保健的重要课题。

女性患妇科病是有很多原因的，不能说个人卫生注意了就没问题了，也不能光说是因为男性导致女性得了病。女性生殖器官从其本身解剖构造方面及所起的生理作用方面来讲，与心、肝、肾、脑等人体其他器官相比，有着很大的特殊性，因而容易受到病菌的侵袭。比如说：

（1）性活动：初次性生活年龄小、有多个性伴侣、性交过频以及性伴侣有性传播性疾病的妇女容易得妇科炎症。由于一些病原体可侵入男方尿道，而男性感染时常常无症状而被忽视，可通过性交而传染给女方。

（2）性卫生不良：月经期因子宫内膜脱落，子宫腔内形成新鲜的创面，如果进行房事且不注意卫生，可能将细菌带入阴道里，进而引起子宫内膜炎、附件炎等生殖器官炎症，甚至有的人因输卵管发炎引起堵塞，导致不育。此外，还可能引起月经紊乱，如月经量增多，经期延长等。

（3）手术操作后感染：人流手术、子宫颈治疗、分娩、人工破膜、剖宫产以及大量妇科手术等，手术操作时消毒不严格，或由于对生殖道造成损伤，引发感染。

（4）分娩、流产或手术后：由于身体抵抗力下降病原体会由生殖道上行感染并扩散到输卵管、卵巢，继而引起整个盆腔炎症。

（5）盆腔或输卵管邻近器官发生炎症：如阑尾炎时，炎症可通过直接侵犯邻近器官引起输卵管卵巢炎、盆腔腹膜炎。

（6）身体有其他疾病：如糖尿病妇女易患外阴阴道炎；长期使用免疫抑

制剂的妇女身体抵抗力弱，一旦有病菌入侵，自身不容易清除病菌，引发感染。

常见的妇科炎症

1. 阴道炎

提到阴道炎，不禁让人联想到使人坐卧不宁的瘙痒以及令人难堪的异常分泌物，电视商品广告则委婉地称之为"难言之隐"，对大多数女性来说又是非常"亲切的"，大约有一半以上的前往妇科门诊就诊的女性就是得了这种烦恼病。阴道炎又可以具体分为以下几种：

（1）霉菌性阴道炎　由真菌感染引起，以外阴瘙痒为主要表现，严重时常坐卧不宁，痛苦不堪，还可伴有尿频、尿痛，阴道分泌物呈豆渣样。炎症易反复发作，影响患病者的生活和工作。治疗常用抗真菌药物，须彻底，以免复发。

（2）滴虫性阴道炎　由阴道毛滴虫引起的，阴道又痛又痒是其典型症状，白带稀薄脓性、黄绿色、泡沫状、有臭味，常伴尿频、尿痛、血尿。治疗选用甲硝唑类制剂。

（3）细菌性阴道病　是一种混合性多种细菌感染，主要有加德诺菌、各种厌氧菌及支原体引起的混合感染。本病占阴道感染性疾病中的1/3。主要表现为阴道分泌物呈灰色，像面糊一样黏稠，分泌物有鱼腥样气味，在性交时或性交后异味加重，个别患者外阴可有瘙痒与灼热感，但症状均比滴虫性阴道炎或霉菌性阴道炎为轻。

2. 宫颈炎

宫颈炎是育龄妇女的常见病，有急性和慢性两种。急性宫颈炎常与急性子宫内膜炎或急性阴道炎同时存在，但以慢性宫颈炎多见。慢性宫颈炎多于分娩、流产或手术损伤子宫颈后，病原体侵入而引起感染。慢性宫颈炎有多种表现。如宫颈糜烂、宫颈肥大、宫颈息肉、宫颈腺体囊肿等，其中以宫颈糜烂最为多见。慢性宫颈炎的主要症状是白带增多。白带呈乳白色黏液状，有时为黄色或脓样；伴有息肉形成时，可产生血性白带或性交后出血。当炎症扩散到盆腔时可有腰骶部疼痛、下腹坠胀和痛经。

3. 盆腔炎

女性盆腔炎包括子宫炎、输卵管卵巢炎、盆腔结缔组织炎及盆腔腹膜炎，是妇女常见病之一。盆腔炎有急性与慢性之分。急性盆腔炎者发病急，病情较重，患者皆有不同程度的发冷、发烧和小腹痛。有时泌尿道也可出现受激惹或压迫症状，如尿痛、尿频、排尿困难等症。慢性盆腔炎常为急性盆腔炎未能彻底治疗所致。慢性盆腔炎病情常较顽固，多形成输卵管、卵巢粘连包块，且与周围粘连，抗炎药物不易进入，因而，不容易彻底治愈。

妇科炎症常见的异常情况

正常生育年龄的女性有一定数量的阴道分泌物，但分泌物清亮、透明、无味，不会引起外阴刺激症状。如果出现下列情况，则有必要去医院检查一下。

（1）阴道分泌物增多，色黄脓，呈泡沫样、豆渣样，病情严重时尚可混有血丝，有异常气味。

（2）外阴阴道瘙痒、烧灼感和疼痛，在活动、性交和排尿后加重。

（3）伴尿频、尿急、尿痛。

（4）下腹或腰骶部经常出现疼痛或下坠感，常于月经期、排便、性交时、劳累后加重，伴全身乏力。

（5）月经不调和不孕。

（6）病情严重者，可发生高热、恶心、呕吐、腹泻、腹胀、精神萎靡、嗜睡等。此时炎症已扩散，严重威胁妇女生命，应尽快送医院救治。

妇科炎症的危害及注意事项

区区炎症，不可小视，危害很大。白带多、瘙痒、异味给妇女带来尴尬与不便可想而知；腰腹坠胀等不适可使患病者精神不振、食欲下降、形体消瘦，给患者的工作和家庭生活平添了诸多困扰。另外，病菌还可能上行感染

9

宫腔，引起子宫内膜炎、输卵管炎症、输卵管粘连积水等等；有输卵管炎症的女性怀孕后发生宫外孕的概率可增加 10 倍；输卵管粘连使精卵结合受阻，常引起女性无法怀孕生子，遗憾终身。有些病毒感染可使女性发生宫颈肿瘤。炎症形成的粘连、瘢痕以及盆腔充血常常引起妇女长期慢性下腹酸痛、腰骶酸痛，在月经期或劳累后或身体抵抗力下降时炎症反复发作。有个别妇女感染严重无法控制，可弥漫至整个腹腔，还可导致身体其他器官部位的炎症，最后发生败血症，危及生命。

通常情况下妇女得了妇科炎症会出现两类情况，分别走入两种误区，而这些误区又直接影响着她们的生殖健康，甚至生命。

误区一：过于大意。一些妇女认为妇科得个炎症是常见小事，不必大惊小怪；还有些妇女受传统思想影响认为妇科炎症是难以启齿的疾病，会擅自去药方买药，放弃正规检查和治疗。殊不知，盲目乱用药反而延误病情，加重病情，甚至威胁生命。

误区二：过于谨慎。担心得了炎症治疗不彻底会落下病根痛苦一辈子，也忧虑炎症会招致肿瘤等发生慢慢消磨生命，这些患者就会过分应用抗生素。但是其直接结果是，长时间应用抗生素会导致人体对抗生素产生耐药，阴道正常菌群的平衡失调，导致一些致病菌或真菌的迅速滋生，反而使感染反复、迁延和难治。

故提醒有上述症状的妇女对于妇科炎症千万不要不当回事，那种认为妇科炎症很普遍、人人都会得，因而不重视规范治疗的观点都是要不得的。对妇科炎症的治疗，必须注意以下几点：一是要及时治疗，拖得越久治疗难度越大，引起并发症的可能性也就越大。二是一定要到正规专业医院进行科学诊治，切不可找家小门诊治疗或随便买点消炎药自诊自治，这往往会贻误病情。三是妇科炎症大多比较容易复发，因此一定要治疗彻底，不可半途而废，以避免复发和防止可能发生的并发症。

除此以外，还需注意以下一些事项：

（1）平时注意个人卫生，保持外阴清洁，每日至少清洗外阴一次，清洗时用温水，或用少量浴液。同房前双方注意清洗外阴，尤其是男方卫生习惯欠佳的。

（2）经常反复发作的外阴阴道炎的妇女，内裤及清洗用的毛巾等物品应煮沸5~10分钟以消灭病菌，并强调同时对性伴侣进行检查和治疗。

（3）如果是外阴阴道炎或有传播的性疾病治疗期间，应该禁止性生活，一方面可以避免性交时的摩擦使阴道充血炎症加剧，另一方面可以防止交叉感染，形成恶性循环。如果一定要进行性生活，则必须使用具有防止感染性疾病传播作用的避孕套。否则，必须在治疗结束下次月经干净后复查，确定炎症治愈后方可恢复性生活。

（4）注意月经期、流产及产褥期的卫生，使用消毒的卫生用品，遵照医师规定的时间禁止性生活和盆浴，不宜过于劳累。

（5）不要盲目使用冲洗液，女性阴道为酸性环境，有自净作用，长期用洗液清洗下身，会杀死对身体有益的阴道杆菌，使局部抵抗能力下降，增加感染机会。

（6）注意性生活，要有固定的性伴侣，杜绝同时多个性伴侣。性生活要有节制，每3~4天性交1次较为合适。

（7）尽可能避免使用卫生条件比较差的旅店、浴池等公共毛巾、浴巾及坐式马桶，以免消毒不严交叉感染某些病原体。

（8）饮食宜清淡，忌辛辣刺激，以免湿热或耗伤阴血。注意饮食营养，增强体质，以驱邪外出。

（9）阴道炎患者应稳定情绪，加强锻炼，增强体质，提高自身免疫功能。

（10）生活要有规律，劳逸结合，不要使自己经常处于高度紧张状态，以免破坏自身免疫系统的抵抗力。因为妇女平时阴道内就有细菌存在，身体抵抗力强时，这些细菌并不致病，而当抵抗力下降时，就会发病。

在妇科炎症期间不能同房的原因

有些妇女得了妇科炎症，整天忧心忡忡，生活工作都受影响，更不要说过性生活了。还有些妇女甚至认为妇科炎症就是性生活引起的，所以干脆就禁止了性生活。另有部分女性会认为反正妇科炎症是常见病，对生命没有任何威胁，性生活照旧。其实呢，这些都是不科学态度，下面我们从不同的炎症谈起。

（1）外阴阴道炎：如果是外阴阴道炎或传播性性疾病治疗期间，应该禁止性生活，一方面可以避免性交时的摩擦使阴道充血炎症加剧，另一方面可以防止交叉感染，形成恶性循环。如果一定要进行性生活，则必须使用具有防止感染性疾病传播作用的避孕套。否则，必须在治疗结束下次月经干净后复查，确定炎症治愈后方可恢复性生活。

（2）宫颈炎：宫颈炎是一种很常见的妇科疾病，半数以上的妇女患有或者患过宫颈炎。宫颈糜烂不是一种独立的疾病，而是慢性宫颈炎的一种表现形式，除了宫颈糜烂以外，慢性宫颈炎还包括宫颈息肉、宫颈囊肿等等。常有医师会对患者说，慢性宫颈炎就是由性交引起的，患病后不能再性交，这是很不负责任又无科学依据的偏见。其实慢性宫颈炎通常对性活动没有什么太大的影响，所以患病期间还是可以有正常性生活的。然而必须提醒广大妇女注意的是：过频而粗暴的性生活，特别是不和谐的性生活，倒是可能会使宫颈炎加重；宫颈糜烂治疗的一段时间是严格禁止性生活的，否则很难达到预期的治疗效果。

宫颈炎急性发作期间应避免性生活。此外，宫颈HPV感染、性传播疾病未痊愈之前，可以有性生活，但必须使用隔离避孕套。

（3）盆腔炎：盆腔炎是女性内生殖器及周围结缔组织、盆腔腹膜发生的炎症。从发病过程、临床表现上可分为急性与慢性两种。

急性盆腔炎：有腹痛、高热时，患者毫无性生活兴趣，如男方不能体谅女方，勉强性交，将引起女方厌恶，影响夫妇感情，更难引起性高潮，尤其在阴茎插入深部或做抽插动作时，易引起盆腔深部的撞击疼痛。更重要的是急性期炎症未得控制而易促使病情恶化。手术者，术后也不宜过早性交。否则，易引起炎症发作，或是阴道出血。

慢性盆腔炎：是前者未能彻底治疗或患者体质较差，病程迁延所致，不属于性传播疾病，因此治疗时可以适当安排性生活，更不会通过性生活传染给男性。但需要注意的是，次数宜相对减少，时间不宜太长，动作也不能太粗暴，以免盆腔充血时间过长诱发急性发作。同时，患者需在性生活中注意以下几点：身体状况不佳、过度劳累时尽量避免性生活，身体明显感到不适或阴道分泌物出现异常时，则要减少；急性发作时杜绝性生活；注意避孕，以免流产手术增加急性发作的概率。此外，丈夫应注意性生活中将动作放慢，以防撞击女方深部组织，引起疼痛和不适。

幼女患妇科炎症的原因

妇科病向来都被认为是成年妇女的事，其实它的魔爪同样也会伸向幼女。幼女外生殖器较成人更娇嫩，且暴露在外，容易受感染和损伤，以外阴阴道炎常见。医学上把幼女外阴阴道炎分为两类：非特异性及特异性外阴阴道炎。

（1）幼女非特异性外阴阴道炎：常常是由外生殖器及肛门卫生不良所导致，如：穿开裆裤，排便后草纸由肛门往前擦，粪便未擦净污染内裤，肠道细菌如大肠埃希杆菌、肠球菌等到达外阴及阴道，引起炎症。此外，肠寄生虫携带者，如蛲虫可由肛门入阴道刺激黏膜，引起感染。异物误入阴道，尼龙丝、人造纤维内裤、肥皂、洗涤剂及局部用药，均可引起幼女外阴阴道炎。这种阴道炎多见于3~7岁女孩，婴儿少见。患儿主诉灼热、瘙痒，外阴水肿、炎性发红，阴道口见多量脓性分泌物。应加强卫生指导，幼女尽早穿满裆裤，饭前便后洗手，养成便后由前向后擦抹习惯，勤洗外阴，勤换内裤，保持外阴清洁。

（2）幼女特异性外阴阴道炎：常常是因为母亲孕期有妇科炎症或某些性传播性疾病，未经治愈者，分娩时传至婴儿。如褶褓霉菌性外阴阴道炎是婴儿特有的疾病，病变从会阴开始，常局限于包裹部位，见于健康情况差、特别长期应用抗生素的幼儿。此外，幼女阴道发育不成熟，易受淋球菌感染，可由直接或间接接触得来，间接途径多见，如家庭成员或保姆患病，可通过人的接触，或毛巾或厕所传染。临床表现为急性外阴炎、外阴红肿、处女膜及阴道充血，有多量稠的黄色脓性分泌物，排尿困难，行走疼痛等。故应针对患病的孕妇进行彻底治疗。幼女必须注意保持外阴清洁，浴巾、毛巾和脚盆要专人专用，防止间接传染。

中老年妇女容易患妇科炎症的原因

女性绝经后进入老年期，有些妇女尽管自身非常注重讲究卫生，平时也有良好的卫生习惯，但仍然十分容易发生阴道炎。这是由于绝经后卵巢功能停止，体内雌激素大大降低，阴道黏膜萎缩，阴道壁变薄，其上皮内的糖原含量减少，抵抗力减弱，阴道自净作用降低，因此容易受细菌感染而发生老年性阴道炎。如果发生阴道壁创伤或合并子宫内膜炎时，更容易诱发阴道炎症。

绝经后的妇女发生老年性阴道炎是非常多见的。多数患者根本没有任何临床症状，偶尔在妇科检查时发现阴道壁或宫颈散在点状充血点，这种情况就不需要治疗了。如果老年人症状明显，白带增多，阴道有灼热感，阴道壁可见散在出血点或片状出血斑，甚至发生阴道流血，要及时就医。老年人发生阴道炎，另一个重要现象是：由于邻近的尿道口上皮细胞也因雌激素水平下降萎缩而易感染，因此同时会伴有尿频、尿急、尿痛等尿路刺激症状，这时就需要治疗了。治疗前除妇科检查外，还要做宫颈刮片找癌细胞，以排除有宫颈癌，同时也要检查白带中有无滴虫或霉菌，必要时还要进行诊断性刮宫，以排除有子宫内膜恶性病变。

根据老年性阴道炎的特点，治疗可适当补充雌激素，改善阴道内环境，增加阴道黏膜的抵抗力和抑制细菌的生长，可采用以下措施：

（1）采用含有雌激素的油膏局部用药，此种油膏为雌激素和一定量的抗生素按一定比例制成膏状药物。上药前先清洗外阴，拭干后，用推注器将药膏直接推入外阴、阴道，隔日放药1次，2~3次后即可收效。

（2）小量雌激素口服，通常可用炔雌醇0.0125mg或混合雌激素片（倍美力）0.3mg，每日1次，口服，不仅可以治疗老年性阴道炎，对尿频、尿失禁等症状亦可明显改善。但是雌激素制剂对于乳腺癌和子宫内膜癌患者禁止应用，肝功能异常者亦不易应用。

（3）抑制细菌生长，用10%乳酸或0.5%醋酸液冲洗阴道，每日1次，增加阴道酸度，抑制细菌生长。阴道冲洗后，应用抗生素如保妇康栓、甲硝唑栓、氟哌酸胶囊等放于阴道深部，每天1次，7~10天为一疗程。

此外，老年妇女由于雌激素水平低下，使得子宫内膜萎缩变薄，局部抵抗力降低。同时，宫颈管无黏液堵塞，不能防御上行感染，因此，子宫内膜易受细菌感染，感染后造成子宫内膜表浅血管破裂出血，严重时局部有溃疡形成，加上宫颈管阻塞，如宫腔内炎性分泌物不能外流或引流不畅，即可形成宫腔积脓。患者常常有下腹隐痛、阴道分泌物增多、阴道少量出血等表现，超声检查内膜线分离伴宫腔可有少许积液。由于老年妇女机体反应较差，感染后临床症状不典型，很少出现寒战、高热、下腹剧痛等表现。对于老年性子宫内膜炎，主张先做诊断性刮宫或宫腔镜检查明确诊断，排除内膜恶性病变后应用抗生素或中药治疗。

孕妇患阴道炎的原因

整个孕期如同一次特别的旅行，你会发现你和发育中的小宝宝正朝一个崭新的世界前行。你的体内常常会经历一些新的变化，如妊娠期性激素水平升高，使阴道上皮内糖原含量增加，阴道pH有所改变；同时肾糖阈降低，尿糖含量增高，这些变化都有利于孕妇阴道致病菌的生长繁殖。

（1）念珠菌性阴道炎：据统计，约有1/3的孕妇阴道中带有念珠菌，发病率在15%左右，而普通健康妇女阴道中的带念珠菌率仅为10%~20%。另外，当胎儿经阴道分娩时，也可能被念珠菌感染，多引起口腔念珠菌病，如通常所说的鹅口疮就是口腔念珠菌感染引起的。有些婴儿还可能出现肛门周围念珠菌性皮炎。由此可见，为了避免感染胎儿，孕妇患此病后应积极治疗。治疗以局部用药为妥，如制霉菌素栓、克霉唑栓（凯妮汀栓）、保妇康栓等外用药物对孕妇和宝宝都是安全的，禁用口服唑类药物。孕期念珠菌阴道炎易反复发作，必须反复治疗，一般产后即自然停止发作。

（2）滴虫性阴道炎：妊娠期体内高雌激素有利于阴道内厌氧菌的生长。妊娠期滴虫性阴道炎不仅造成与非妊娠期同样的不适感，影响生活及工作，而且还有围生期感染所致的不良后果。孕中期感染滴虫性阴道炎者胎膜早破、早产、低体质量儿发生率明显增加，因胎膜早破致宫内感染的也有报道。故最近美国疾病控制中心认为对有症状的孕妇需进行治疗，既往认为妊娠期应用甲硝唑可能有致胎儿畸形作用，故不主张应用。最近美国的一些研究证明了，人类妊娠期应用甲硝唑并未增加胎儿畸形率，且全身用药能有效灭活滴虫菌，优于局部用药。推荐甲硝唑2g，单次剂量口服。局部用药方案：灭滴灵泡腾片阴道内置入，每日1次，连续7~10天。

（3）细菌性阴道病：细菌性阴道病是由于阴道内乳酸杆菌减少而其他细菌大量繁殖，主要是加德诺阴道杆菌、各种厌氧菌及支原体等引起的混合感染。妊娠期细菌性阴道病会导致一些不良妊娠结果，如自然流产、绒毛膜羊膜炎、胎膜早破、早产、宫内感染、胎儿宫内生长受限等。由于本病与不良妊娠结果有关，对任何有症状的孕妇及无症状的高危孕妇均需进行细菌性阴道病的筛查和治疗。由于本病在妊娠期有合并上生殖道亚临床感染的可能，多选择全身口服用药。推荐的治疗方案为甲硝唑0.2g，每天3~4次，连服7天。或克林霉素0.3g，每天2次，连服7天。近年来，生物治疗越来越受到重视，乳酸菌活菌阴道胶囊每粒含600万活乳酸菌，通过阴道上药乳酸菌活菌能黏附于阴道壁，能有效改善阴道内酸性环境，抑制阴道加德诺杆菌等致病微生物，调整由于各种原因引起的菌群失调，恢复阴道内生态环境，是细菌性阴道病理想的治疗药物。

产褥期感染的原因

产褥期是指从胎盘娩出至产后42天这段时间。产褥感染就是指在这段时间内，由于致病细菌侵入产道而引发局部或全身性的感染。产褥感染又称为产褥热，是女性在产褥时期比较常见的并发症，其发病率为6%左右。迄今为止，产褥感染对于产妇仍构成严重威胁，与产后出血、妊娠合并心脏病、严重的妊娠期高血压疾病一起构成孕产妇死亡的四大原因，应当引起足够重视。

分娩给机体带来较多创伤，再加上产时体力消耗大，抵抗力下降，这时病原体易乘虚而入。此时如果加上产妇又有孕期卫生不良、严重营养不良、贫血、胎膜早破、产后出血等合并症及并发症，那么造成的产褥感染就可能迅速扩散，甚至危及生命。从体表至内生殖道生殖器官可引起的感染如下。

（1）急性外阴、阴道、宫颈、剖宫产切口感染：会阴撕裂伤或会阴侧切伤口是会阴感染最常见的，可见伤口疼痛、充血、水肿，针孔感染化脓，严重者伤口裂开。阴道若有感染可见阴道疼痛，黏膜红肿，分泌物多，有臭味，严重者甚至出现溃疡、畏寒、发热。宫颈感染可见宫颈红肿，脓性分泌物，有臭味。剖宫产切口处发生感染，局部出现红肿、化脓、压痛明显等症状，拆线以后刀口裂开。

（2）盆腔内感染：子宫内膜是最常受累的部位，致病菌可通过子宫内膜侵入到子宫肌层。如果产妇的抵抗力较弱而致病菌毒力强，则可继续向宫旁结缔组织扩散，形成盆腔结缔组织炎及附件炎，甚至形成急性盆腔腹膜炎，严重者可形成盆腔脓肿。症状可见腹痛明显，阴道内大量脓性分泌物并伴有臭味，高热、寒战，白细胞升高。体温常超过38℃，热度持续24小时不退。

（3）血栓性静脉炎：包括盆腔内血栓性静脉炎和下肢血栓性静脉炎。盆腔内静脉炎可累及子宫静脉、卵巢静脉、左肾静脉、下腔静脉。炎症向下扩散可形成下肢血栓性静脉炎，症状可见患肢疼痛、肿胀、皮肤发白、局部皮肤温度上升，俗称"股白肿"。如果发生栓子脱落，栓子可栓塞在肺、肾、脑，引起严重后果。血栓性静脉炎可表现为寒战、高热、腹痛、下肢持续性疼痛。

（4）脓毒血症、败血症感染：血栓脱落进入血循环，可引起脓毒血症。若细菌大量进入血循环并繁殖形成败血症，患者持续高热、寒战，全身中毒症状明显，可出现心、脑、肾等脏器功能损害，甚则出现昏迷、休克，严重危及生命。

产褥感染的发生对产妇有很大的危害性，严重者可危及产妇的生命，所以预防产褥感染胜于治疗。

（1）做好孕前准备：有生育要求的女性在怀孕前应做好充分准备。加强身体锻炼，增强营养，使自己有一个健康的身体，为以后受孕、生产打下良好的基础。

（2）加强孕期产前保健：怀孕后应定期检查，及时调整饮食结构，并适当参加锻炼，增强机体抵抗力。分娩前2个月应禁止性生活及盆浴。积极纠正贫血等内科合并症。

（3）产后护理：产妇应注意休息，营养饮食，保持外阴清洁，每日擦洗

2 次，注意环境卫生。如为剖宫产或会阴侧切者，应注意伤口清洁卫生。

（4）预防性应用抗生素：若出现胎膜早破超过 12 小时或产程长、阴道操作次数多、贫血者，应口服抗生素预防性治疗。对于阴道助产及剖宫产者，产后预防性应用抗生素。

已发生产褥感染的产妇，应卧床休息，取半卧位，有利于引流；食用有营养、易消化的食品；并及时彻底地治疗。

性传播疾病与传统性病的区别

性传播疾病是指可经性行为或类似性行为传播的一组传染病。性传播疾病与传统性病明显不同。传统性病包括梅毒、淋病、软下疳、性病性淋巴肉芽肿及腹股沟淋巴肉芽肿 5 种。1976 年，世界卫生组织（WHO）把性病所包含的种类扩大至十多种，规定：凡与性行为、性接触密切相关的各种传染病统称为性传播疾病（STD）。目前已用"性传播疾病"代替过去使用的"性病"一词，包括至少 50 种微生物感染所引起的疾病。新增病种有：生殖器疱疹、传染性软疣、尖锐湿疣、艾滋病、非淋菌性尿道炎、巨细胞病毒感染、传染性单核细胞增多症、阿米巴病、生殖器念珠菌病、加德诺菌性阴道炎、肠梨形鞭毛虫病、疥疮、滴虫病、股癣、盆腔放线菌病、肠道细菌感染、肺囊虫病、弓形体病、阴虱病、类圆线虫病、隐孢子虫病、乙型肝炎等。我国已规定将淋病、梅毒、尖锐湿疣、非淋菌性尿道炎、生殖器疱疹、软下疳、艾滋病等几种疾病作为我国的性病监测病种，其他如乙型肝炎、阿米巴病、阴道念珠菌病、滴虫病等虽然也可以通过性交传染，但性交只是其途径之一，未列入监测病种。而且在做诊断时，应考虑到性病在人们认识中的传统观念，尽量避免把非监测病种定性为性病。

一些人认为"好"姑娘不会得性传播性疾病。如果得了性传播疾病，对单身者来说，就会被戴上"性乱"的帽子，而对于有单一性伴侣的人，则会被看作"不忠贞"。其实，性传播性疾病主要是通过性行为传播，但也可以通过其他途径感染，如：直接接触患者的新鲜感染组织或其新鲜分泌物而感染；经静脉输注受感染的血液；可经胎盘、产道等途径由母亲传给胎儿或新生儿。

妇科炎症容易癌变的因素

通常来说，癌瘤的发生不只是因病毒感染，主要这是因遗传基因和其他诸多复杂因素而引起。所以即使生殖道反复感染炎症一般也不会导致恶性肿瘤的发生，所以感染者也不必过于担心。

科学已经证明有一种癌症是直接由病毒感染宫颈后引起的，即宫颈癌。大多数宫颈癌是由 HPV 反复持续感染造成的，HPV 中文名称为人乳头状瘤病毒，有几种类型，其中跟女性生殖道感染有关的有 40 几种，分高、中、低危三种类型，其中跟宫颈癌关系最密切的就是 HPV 的高危型 16 和 18 型。所幸的是，并不是所有的 HPV 感染者都会发展成为宫颈癌，大部分 HPV 感染的患者可以自然消退，一般自然被清除的时间大概是 7～12 个月，只有极少数的高危型 HPV 在反复持续感染的情况下才导致宫颈的癌前病变或癌。

此外，过去有许多研究报道提示：妇女患生殖器疱疹其宫颈异常增生的发生率增高，宫颈癌的发生率也增加。近几年，这种观点已不再被人广为接受了。但是，如果得了生殖器疱疹，还是建议每年 1 次宫颈巴氏涂片检查，因为一些疱疹易感因素可能也会是癌症易感因素。

女性应维护好自己生殖系统

一位著名的妇产科医师曾说：女性生殖系统是劳苦功高和多灾多难的器官；如果每个妇女都能把生殖系统保护好，女性的平均寿命还将显著延长。由此可见，女性的生殖健康需要小心维护，因为它不仅直接影响到女性整体的健康，而且还关系到整个家庭的快乐和幸福，进而关系到整个民族的素质和社会的稳定。

随着婚姻观和性观念等的改变，现在婚前性生活、婚外恋、多个性伴侣等已不罕见。因发生意外妊娠而施行人工流产；因不洁的性生活而发生生殖道感染，性传播性疾病的情况亦在上升。故呼吁广大妇女要懂得性解剖知识，要像爱护自己眼睛一样爱护自己的生殖器官，注意性卫生、性保健，做到自尊自爱，做好自我保护。

引发妇科炎症常见的原因

女性生殖系统经常会感染各种炎症，如出现外阴瘙痒、灼热肿痛、阴道充血、白带豆渣样、白带量多、性交疼痛，尿频、尿急、尿痛、下腹坠胀等症状，且这些症状往往反反复复，经久不愈，为女性的日常生活带来较大的困扰。那么常见的引发妇科炎症的原因有哪些呢？我们认为可归类为两大因素。

1. 内源性因素

（1）个人卫生状况　我们都知道，正常女性的生殖器有多道防御屏障。但当个人不注意卫生时，或者不良卫生习惯时，如经期不注意卫生，使用不洁卫生垫，经期性生活，不洁性生活，性交过频等等，病菌将会上行，穿过子宫颈，进入子宫腔。而经期是女性抵抗力最弱的时候，致病菌将会大量繁殖，并在子宫腔的创面上聚集，进入输卵管，可能引起输卵管炎、盆腔炎症。

（2）全身状况　女性生殖器有天然的独特之处和"自净作用"，阴道组织解剖学及生物化学特点不利于有害菌的生长、繁殖和上行。在一些健康者中，可以检出携带真正的致病菌，但并不发病，如果平时不注重个人卫生，再加上妇女患有贫血、营养不良、高热、过度虚弱或疲劳时，由于抵抗力降低，微生物之间的正常生理组合便会发生变化，生态平衡失调，则会导致菌群失调，进而发病，增加受感染的风险。因此健康的身体对于抵制炎症是至关重要的。

2. 外源性因素

包括一些妇产科手术及医源性因素。如进行宫腔操作时，术者无菌观念不强，不能严格按照无菌操作步骤进行手术，或者手术器械消毒不够严格，此时患者由于手术本身处于抵抗力下降状态，那么术后可能会导致感染。另外，人流、分娩等妇科手术对宫颈及阴道可造成损伤，这些部位潜在的病原体可经血行或上行传播，引发感染。

引发盆腔炎的因素

我国为发展中国家，由于个人卫生条件以及医疗条件的限制，以及在妇科小手术和计划生育手术中部分地区及医务人员无菌操作观念淡漠，加之广泛应用宫内节育器后患者不注意个人卫生，没有良好的卫生习惯及卫生条件等原因，使盆腔炎的发病率很高，妇科炎症也位列妇科疾病之首，成为需要迫切解决的问题。

妇女的盆腔炎症有急性、慢性之分：慢性盆腔炎多由急性盆腔炎治疗不彻底，病程迁延所致，也有的妇女并没有急性盆腔炎的过程，而直接表现为慢性盆腔炎。日常生活中常见的引起盆腔炎的原因有以下几种。

（1）产后或流产后感染：患者产后或小产后体质虚弱，宫颈口经过扩张尚未很好地关闭，此时阴道、宫颈中存在的细菌有可能上行感染盆腔；如果宫腔内尚有胎盘、胎膜残留，则感染的机会更大，特别是流产后短期内发生性生活则明显增加上行性感染的概率。

（2）妇科手术后感染：行人工流产手术、放环或取环手术、输卵管通液术、输卵管造影术、子宫内膜息肉摘除术或黏膜下子宫肌瘤摘除术时，如果手术中消毒不严格或是没有严格的无菌操作，或本身存在有生殖系统慢性炎症，即有可能引起术后感染。也有部分患者手术后不注意个人卫生，或术后不遵守医嘱，进行性生活，同样可以使细菌上行感染，引起盆腔炎。因此，术前的严格检查、术中的严格操作、术后的严格遵守医嘱是降低盆腔炎发生所必不可少的。

（3）月经期不注意卫生：月经期间子宫内膜剥落，宫腔内血窦开放，并有凝血块存在，是细菌滋生的良好条件。如果在月经期间不注意卫生，使用卫生标准不合格的卫生巾或卫生纸，或者有性生活，就会给细菌提供逆行感染的机会，从而导致盆腔炎的发生。

（4）邻近器官的炎症蔓延：最常见的是发生阑尾炎、腹膜炎时，由于它们与女性内生殖器官毗邻，炎症可以通过直接蔓延，引起女性盆腔炎症。患慢性宫颈炎时，炎症也能够通过淋巴循环，引起盆腔结缔组织炎。

由此可见，降低炎症的发生是需要几方面的共同努力，需要从基本做起，创造良好的卫生条件和卫生环境；需要从个人做起，养成良好的卫生习惯，严格的遵守卫生常规，从而降低疾病的发生。

引发阴道炎的原因

阴道不是一个封闭的器官。前面为尿道，后面为肛门、直肠，且距离很近，其内寄存一定的菌群。正常情况下，阴道有一定的自我保护功能，阴道内的乳酸能抑制喜欢碱性的细菌的生长，是一道天然屏障，而女性宫颈管中会分泌一种碱性黏液，它能有效抑制喜欢酸性的细菌的生长繁殖。但是，生活中许多生理、物理的因素，可以破坏阴道的酸碱度平衡，也就破坏了人体的自我调节功能，造成菌群的迅速繁殖，易患阴道炎。

（1）大量使用广谱抗生素是罪魁祸首：通常妇女阴道中寄生着许多细菌，这些不同的菌群间相互制约，形成共生状态，是不致病的。广谱抗生素的大量、长期应用，无论是口服还是注射或者输液，都会抑制阴道的乳酸杆菌，扰乱阴道的自然生态平衡，相互间的抑制作用被改变，改变阴道的微环境，致病的细菌、病原体就可能繁殖，最终导致局部的白色念珠菌得以大量繁殖。随着抗生素应用的日益广泛，霉菌性阴道炎的发病率也有所升高。所以，一般情况下不要大量、长期使用抗生素类药物。

（2）妊娠：妊娠期体内性激素水平较平时明显升高，这会使阴道上皮细胞内糖原含量增加，增加阴道酸度，形成有利于念珠菌生长的环境；同时，妊娠可使细胞的免疫力下降，容易致病。

（3）糖尿病：患糖尿病后，体内糖代谢紊乱，血糖升高，阴道上皮细胞内糖原含量增加，同样使阴道内酸度增加，细菌宜于生长繁殖。

（4）应用皮质类固醇：长期应用皮质类固醇会使白细胞吞噬能力下降，减低机体免疫力；同时皮质类固醇还能使机体血糖水平升高，使霉菌性阴道炎发生的可能性增加。

（5）应用免疫抑制剂：会使机体免疫力下降，易患阴道炎。

（6）应用雌激素：雌激素有使糖原在阴道上皮细胞内沉积的作用。这些糖原在阴道乳酸杆菌的作用下分解成乳酸，使阴道酸度增加，有利于念珠菌生长。

（7）不洁性行为：念珠菌性阴道炎和滴虫性阴道炎，这两种疾病都可通过无保护的性行为进行传播。滴虫是可以寄生在男性和女性生殖道的，男性主要寄生在男性的尿道、尿道旁腺，甚至膀胱。而男性生殖器官有毛滴虫以后，没有任何症状，在性行为以后，可直接传染给女方而导致发病。

（8）频繁阴道冲洗：有些女性经常使用药用洗液来清洗阴道，这样很容易破坏阴道的酸碱环境，反而容易感染阴道炎症。

（9）其他：患严重疾病使抵抗力下降，或复合维生素 B 缺乏时，也容易发生阴道炎。此外，也有人认为口服避孕药会使阴道炎的发生率增加。

外阴瘙痒常见的病因

外阴瘙痒是一种症状，可由各种不同病变所引起，但也可发生在外阴完全正常者，一般多见于中老年妇女。瘙痒使人坐卧不安，干扰患者的工作与正常生活。有多种原因可以引起外阴瘙痒。

（1）阴道炎：最常见的是念珠菌或滴虫阴道炎引起的瘙痒。念珠菌引起的瘙痒最为严重，患者常夜不能寐，搔抓外阴。阴虱、疥疮也可致外阴瘙痒。蛲虫病引起的幼女肛周及外阴瘙痒常在夜间发作。

（2）外阴白色病变：中老年患者多见，以奇痒为特征，伴外阴皮肤黏膜色素减退，变白。患者常自用药物，药物应用不当引起过敏，或化学品刺激如肥皂、避孕套、新洁尔灭、红汞等可直接刺激或过敏引起外阴炎，导致瘙痒症状加剧。

（3）不良卫生习惯：不注意外阴局部清洁，皮脂、汗液、经血、阴道分泌物长期刺激，或尿、粪浸渍，可引起外阴痛痒；经期卫生巾，平时穿不透气化纤内裤，均可因局部长时间湿热郁积而诱发瘙痒。

（4）其他皮肤病变：如擦伤、寻常疣、疱疹、湿疹、肿瘤等均可引起外阴瘙痒。

引起细菌性阴道病的原因

当人体雌激素水平下降，导致阴道上皮萎缩，细胞糖原减少，不利于乳酸杆菌生长。大量使用抗生素或用碱性液体过度冲洗阴道，抑制乳酸杆菌的生长。性乱、性交频繁（因精液 pH 为 7.2~7.8）等导致致病性厌氧菌和加德诺菌大量繁殖，引起阴道微生物生态平衡失调，乳酸杆菌减少，最终导致细菌性阴道病。细菌性阴道病是指阴道内正常产生的乳酸菌减少，代之以另外一些细菌，例如加德诺杆菌、类杆菌、普氏杆菌、支原体等，破坏了正常的阴道酸性环境，阴道的 pH 上升到 5.5 左右。由于厌氧菌产生的脱羧酶，可激发加德诺菌产生某种氨基酸，产生挥发性胺类，释放出难闻的鱼腥臭味，胺类使 pH 升高，又抑制乳酸杆菌繁殖，黏附有细菌的阴道表皮细胞脱落，使阴道分泌物增加，从而导致本病。由于菌群紊乱，阴道炎症并不明显，分泌物中白细胞减少，因此称细菌性阴道病（BV）比阴道炎更恰当。这与滴虫性阴道炎、老年性阴道炎等明显的阴道炎症不同。频繁、混乱的性生活成为细菌性阴道病的主要传播途径。而生殖道感染的存在及较差的卫生条件，则为该病的促发因素。

细菌性阴道病在妇科门诊患者中可占 1/3 左右，与性活跃、性乱交有关。细菌性阴道病是造成早产、胎膜早破、低体重儿的主要原因。细菌性阴道病是导致阴道假丝酵母菌病和滴虫感染的主要原因，是造成输卵管炎、子宫内膜炎、盆腔炎、泌尿系感染、术后感染的危险因素，是发生不孕症、宫外孕和妇科肿瘤的有关原因。

引起滴虫性阴道炎的原因

妇女的阴道滴虫病是由阴道毛滴虫引起的。寄生在人体的滴虫有 3 种：口腔毛滴虫、人毛滴虫（寄生在肠道内）和阴道毛滴虫。人毛滴虫和口腔毛滴虫是不会引起阴道滴虫病的。

毛滴虫是一种寄生虫，但是肉眼看不见这种毛滴虫，其呈梨形，长为

10 ~ 30μm，头部有 4 根与虫体等长的鞭毛，在显微镜下、可以清楚地看到这种毛滴虫。毛滴虫对不同的环境适应力很强，能在 25 ~ 42℃条件下生长繁殖，3 ~ 5℃的低温可生存 21 天，在 46℃时仍能生存 20 ~ 60 分钟。毛滴虫脱离人体后，在半干燥的条件下也可生存数小时。毛滴虫不但寄生于缺氧的阴道内，并可侵入尿道和尿道旁腺甚至于上行至输尿管及肾盂。最适宜于毛滴虫生长的 pH 是 5.5 ~ 6，如 pH 为 5 以下或 7.5 以上则毛滴虫的生长会受到抑制。

通常，健康女性中有一部分人阴道内就带有阴道毛滴虫，但并不引起炎性反应。可能是阴道内环境暂时不适合滴虫生长，也可能因为感染的虫株毒力不强所致。但是当阴道内环境发生改变，有利于滴虫生长时，就可能引起滴虫性阴道炎。滴虫性阴道炎是育龄期妇女非常常见的一种阴道炎症，其患病率仅次于阴道假丝酵母菌病。在滴虫检查为阳性的患者中，真正有典型症状者不过 30%，其余的则为无症状的带虫者，但这种情况依患者的不同年龄、不同条件而有差异。由于滴虫病不像霉菌性阴道炎那样瘙痒不适明显，而常常仅表现为白带增多、白带有异味，因此易被患者忽视或自己简单治疗一下了之，症状缓解后即认为病愈，从而造成更广泛地传播。

对于滴虫，任何人都有可能被感染，而那些阴道酸碱度有改变或免疫力低下的人群则更易于感染。感染滴虫后患者能自愈者极少，即使治愈，还可以下次再感染。滴虫病的传染源就是那些带虫者和被污染的物体。

在国外，阴道滴虫病主要是通过性生活传播，因此将它归属于性传播疾病。在我国则传播方式有所不同。由于我国人口多，公共卫生设施较发达国家相对落后，因此，公共场所的传播也成为重要的传播途径。例如，公共浴池的座椅或公共厕所的坐便器被带虫者的分泌物污染，那么后来者如果直接坐在座椅或坐便器上就有可能被传染。公共浴池的浴盆，夏天里密度很大又消毒不严的游泳池、借穿他人内裤、租用泳衣等，都可能造成滴虫的传播。另外，家庭成员间互用洗浴盆、医源性交叉感染，也是导致滴虫间接传播的原因。母亲患滴虫后传染给新生儿也是有可能的。

滴虫适于生活在缺氧的阴道内，滴虫性阴道炎的发病，与机体所处的雌激素或雄激素水平密切相关，其发生一定是在高雌激素或高雄激素状态时，故常在月经期前后、妊娠期或产后等阴道 pH 改变时，引起炎症发作或症状加重，甚至还可引起继发性细菌感染，使病情更为严重。

形成宫颈肥大的原因

（1）多产妇慢性子宫复旧不全：多产妇的子宫肌层内弹力纤维组织在平滑肌间及血管周围增生，致使子宫肥大。

（2）卵巢功能障碍：雌激素持续刺激，可使子宫肌层肥厚。临床上常见功能性子宫出血患者，尤其病程较长者，都有不同程度的子宫增大。

（3）妇科炎症：导致慢性附件炎、盆腔结缔组织炎及子宫慢性肌炎，引起子宫肌层内胶原纤维增生，使子宫纤维化。

（4）盆腔瘀血：盆腔瘀血引起子宫结缔组织增生，亦可致子宫肥大。

（5）子宫肌层血管硬化：属于原发性子宫血管病变引起的。

引起急性宫颈炎的病因

近年来，女性宫颈健康状况越来越令人担忧，发病率呈上升趋势，且向年轻化发展。其中宫颈疾病的发病率在40%～50%之间。急性宫颈炎较慢性宫颈炎少见，可由致病菌直接感染宫颈引起，也可继发于子宫内膜炎或阴道的炎症，主要见于感染性流产、产褥期感染、宫颈损伤和阴道异物并发感染，病原体为葡萄球菌、链球菌、肠球菌等一般化脓性细菌。近年来随着性传播疾病的增加，急性宫颈炎已成为常见疾病。

引起急性宫颈炎的病因常为：

（1）机械性刺激或损伤：分娩或流产引起的宫颈裂伤继发感染是急性宫颈炎的常见病因；性生活过于频繁也可以增加宫颈感染的机会。

（2）理化因素刺激：使用高浓度的酸性或碱性溶液冲洗阴道，或阴道内置入腐蚀性药品，均可破坏阴道、宫颈组织，可能引起宫颈炎、阴道炎。

（3）阴道内异物：当纱布、棉球或其他异物放置阴道内时间过长时很容易诱发感染引起急性宫颈炎。

（4）阴道炎症：发生急性滴虫性阴道炎或霉菌性阴道炎、细菌性阴道炎时也可以同时引起急性宫颈炎症；淋病双球菌感染时也常出现急性淋菌性宫颈炎。

目前临床最常见的急性宫颈炎为黏液脓性宫颈炎，其特点是宫颈管或宫颈管棉拭子标本上肉眼见到脓性或黏液脓性分泌物，用棉拭子擦拭宫颈管时，容易诱发宫颈管内出血。黏液脓性宫颈炎的病原体主要为淋病奈瑟菌及沙眼衣原体。但部分病原体不清。沙眼衣原体及淋病奈瑟菌均感染宫颈管柱状上皮，沿黏膜面扩散引起浅层感染，病变以宫颈管明显。除宫颈管柱状上皮外，淋病奈瑟菌还常侵袭尿道移行上皮、尿道旁腺及前庭大腺。葡萄球菌、链球菌更易累及宫颈淋巴管，侵入宫颈间质深部。

慢性宫颈炎的病因、症状及分类

慢性宫颈炎为一泛称，它包括宫颈糜烂、宫颈肥大和腺体囊肿。也有人把宫颈息肉、宫颈裂伤及外翻统统列入这一范畴。

慢性宫颈炎是子宫颈部的慢性糜烂性或增殖性炎症，多由急性宫颈炎转化而来，也可无明显急性期表现。慢性宫颈炎是临床常见多发病，随年龄增长，发病率明显提高，未婚妇女极少见。主要是行经和性生活对宫颈的刺激所致。相当于中医学的"带下病"范畴。

慢性宫颈炎的主要症状是白带增多。白带呈乳白色黏液状，有时为黄色或脓样，伴有息肉形成时，可产生血性白带或性交后出血。当炎症扩散到盆腔时可有腰骶部疼痛、下腹坠胀和痛经。这些症状在月经前后、排便和性交后加重。有时还伴有尿频、排尿困难以及月经不调、不孕等。宫颈糜烂与子宫颈癌有密切有关系。患宫颈糜烂的患者，宫颈癌的发生率大大高于无宫颈糜烂患者，故患有宫颈糜烂时应积极治疗。常和阴道炎、附件炎同时发病。此外，要作宫颈涂片或活检，排除恶性病变。

慢性宫颈炎分为以下几类：

（1）宫颈糜烂样改变：最多见。宫颈外口处的宫颈阴道部外观呈颗粒状的红色区称为宫颈糜烂样改变。

（2）宫颈息肉：即宫颈管黏膜增生形成的局部突起病灶。

（3）宫颈黏膜炎病变：局限于宫颈管黏膜及黏膜下组织，宫颈阴道部外观光滑，宫颈外口见有脓性分泌物，有时宫颈管黏膜增生向外突出，可见宫颈口充血、发红，由于宫颈管黏膜及黏膜下组织充血、水肿，炎性细胞浸润和结缔组织增生可使宫颈肥大。

（4）宫颈腺囊肿：在宫颈糜烂愈合过程中，新生的鳞状上皮覆盖宫颈腺管口或伸入腺管将腺管口阻塞，腺管周围的结缔组织增生或瘢痕压迫腺管，使腺管变窄甚至阻塞，腺体分泌物引流受阻，潴留形成囊肿。检查时可见宫颈表面突出多个青白色小囊泡，内含无色胶冻状物。若囊肿感染，则外观呈白色或淡黄色小囊泡。

（5）宫颈肥大：由于慢性炎症长期刺激，宫颈组织充血、水肿，使子宫呈不同程度的肥大，可比正常大2~3倍。其表面多光滑，腺体和间质增生还可能在腺体深部有黏液潴留形成囊肿，有时可见到宫颈腺囊肿突起，最后由于纤维结缔组织的增生，可以造成宫颈硬度增加。

（6）子宫颈裂伤及外翻：子宫颈裂伤多发生于分娩、流产或宫颈扩张术后，侧裂最常见。若子宫颈两侧均有裂伤，因瘢痕收缩使子宫颈前后唇的内膜向外翻出。另外，子宫颈外口松弛，宫颈内膜受阴道分泌物刺激而过度增生翻出，这是形成子宫颈外翻的又一因素。

引起 HPV 感染的因素

HPV 是人类乳头状瘤病毒，是目前已明确的与宫颈病变有关的病原体，HPV 持续感染是宫颈癌的危险因素之一。HPV 感染有高危型、中危型和低危型。所谓的高危型就是说这种人比较容易导致宫颈癌。如果感染的是低危型的 HPV，将来可能导致宫颈癌前病变，或者尖锐湿疣这一类病变的可能性比较大，导致癌的可能性相对小一些。如果感染了高危性 HPV，并且为持续感染，那么患宫颈癌的风险就大大增加了。

HPV 广泛存在于自然界中，人类对 HPV 的易感染性因个体差异等有所不同，如有些人容易感染 HPV，有些人则不容易感染 HPV。迄今，对 HPV 的易感因素还不十分清楚。大量国外研究资料以及国内部分研究资料显示

HPV 的易感因素（或称之为危险因素）除了年龄等因素外还有以下几个方面。

（1）性乱和性伴数多：目前研究已明确性乱是造成 HPV 感染的主要易感因素。而且多数研究表明 HPV 感染与性伴数关系最为密切，性伴数增多会增加 HPV 的易感性，即性伴数越多 HPV 易感性越大。

（2）过早性生活：国外有资料表明性生活年龄越小，尤其是女性，HPV 易感性及 HPV 感染率增加。

（3）避孕药具：国外许多研究显示避孕药具的使用影响 HPV 的易感性，最有争议的是口服避孕药。

（4）吸烟与饮酒。

（5）妊娠：目前大多数研究资料肯定 HPV 易感性与妊娠有关。

（6）性激素：一些研究显示 HPV 感染率随妇女月经周期呈轻度波动，各年龄组也呈类似改变，故认为 HPV 的易感性与女性激素水平有关。

（7）机体免疫状况：在 HPV 易感因素中，宿主的免疫功能状况起着十分重要的作用。

（8）遗传：鉴于并非所有尖锐湿疣患者的性伴或与尖锐湿疣患者有性接触者均临床发病和存在因非性接触而感染 HPV 出现临床发病者，表明患者的个体可能存在对 HPV 的遗传易感性基因，因而提出 HPV 的遗传易感性因素。

（9）其他易感因素：HPV 的其他易感因素有受教育程度较低、营养不良、个人卫生差、肛门外生殖器部位分泌物增多、局部潮湿、皮肤黏膜薄嫩、易受外伤或皮肤黏膜的破损，外生殖器官疾病如真菌感染、淋病、非淋菌性尿道生殖道炎、细菌性阴道病等可增加 HPV 的易感性。

症状：①部分人的 HPV 感染经一定潜伏期后进一步发展成有临床表现的病变如尖锐湿疣、肿瘤等疾病；②部分人感染 HPV 后，HPV 长期停留在皮肤黏膜组织中，不引起明显的临床表现，也不引起任何不适；③部分人的 HPV 感染具有自限性，经过一定时期后 HPV 感染可逐渐消失，称为自行消退或自发性消退。

引起盆腔炎的病因

引起盆腔炎的致病菌主要有两个来源：来自寄生于阴道内的菌群，包括需氧菌及厌氧菌和来自外界的病原体如淋病奈氏菌、沙眼衣原体、结核杆菌、铜绿假单胞菌等。流产、分娩造成的裂伤或胎盘剥离面以及手术创口、经期子宫内膜创面都是细菌容易侵入机体的场所。

引起盆腔炎的常见病原体有：

（1）链球菌：革兰阳性链球菌有甲、乙、丙三类。乙型溶血性链球菌的致病力强，能产生溶血素和多种酶，使感染容易扩散，并引起败血症，脓液比较稀薄，量较多，但一般不并发转移性脓肿。

（2）葡萄球菌：葡萄球菌为革兰阳性菌，是产后、手术后生殖器官炎症及伤口感染常见的病原菌。常沿阴道、子宫、输卵管黏膜上行感染，分金黄色、表皮、腐生葡萄球菌三类。表皮葡萄球菌偶可致病，腐生葡萄球菌通常不致病，而以金黄色葡萄球菌的致病力最强。其脓液色黄、稠厚、不臭，常伴有转移性脓肿，对一般常用的抗生素易产生耐药。

（3）大肠埃希菌：大肠埃希菌为革兰阴性杆菌，为肠道及阴道的正常寄生菌，一般不致病，但当机体免疫力低下时或因外伤等侵入肠外组织或器官可引起严重感染，甚至产生内毒素性休克，常与其他致病菌混合感染。大肠埃希菌感染的脓液不臭，当有混合感染时，产生稠厚脓液和粪臭。易产生耐药菌株。

（4）厌氧菌：厌氧菌主要有革兰阴性脆弱类杆菌及革兰阳性消化链球菌、消化球菌（如厌氧葡萄球菌）等。这些细菌主要来源于结肠、直肠、阴道及口腔黏膜。其感染的特点是容易形成盆腔脓肿、感染性血栓静脉炎，脓液有粪臭并有气泡。在厌氧菌感染中，脆弱类杆菌的致病力最强，常伴有严重感染形成脓肿。消化链球菌及消化球菌多见于产褥感染、感染性流产、输卵管炎，虽然常见但不伴有严重的盆腔感染。盆腔感染中厌氧菌可以单独感染，也可以与需氧菌混合感染。

（5）淋病奈氏菌：淋病奈氏菌为革兰阴性双球菌。特点是侵袭生殖、泌尿系统黏膜的柱状上皮与移行上皮。淋病奈氏菌主要感染下生殖道，少部分患者可发生上行性感染，引起淋病奈氏菌性盆腔炎，多于月经期或经后几天内发病，起病急，阴道分泌物脓性，常伴有高热，并引起输卵管积脓，对治疗反应敏感。

（6）衣原体：目前感染比较多见，常见为沙眼衣原体，其特点与淋病奈氏菌一样，只感染柱状上皮及移行上皮，不向深层侵犯。沙眼衣原体感染的症状不明显，可有轻微下腹痛，或仅有白带异常，但常引起输卵管黏膜炎，导致严重的输卵管结构及功能破坏，并可引起盆腔广泛性粘连导致不孕或宫外孕。

（7）支原体：支原体是一类无细胞壁的原核细胞微生物，形态上呈多形性，是正常阴道菌群的一种。从生殖道分离出的支原体有人型支原体、解脲支原体、生殖器支原体。在一定条件下（如抵抗力低下或合并其他病菌感染时）支原体可引起生殖道炎症。

（8）结核杆菌：结核杆菌为抗酸杆菌，常引起结核性盆腔炎。多见于20～40岁妇女，也可见于绝经后的老年妇女。近年来生殖器结核的发病率有升高的趋势。主要为血行传播，其次为直接传播、淋巴传播，罕见性交传播。生殖器结核潜伏期很长，可达1～10年，多数患者在日后发现生殖器结核时，其原发病灶已痊愈。近年抗结核药物联合治疗，取得了良好的疗效。

引起急性盆腔炎的病因

急性盆腔炎是较为严重的妇科疾病，多在产后、手术后、流产后由病菌感染或经期不注意卫生以及邻近器官疾病（阑尾炎等）蔓延所致。急性盆腔炎多为需氧菌与厌氧菌的混合感染。月经期、分娩、妇科手术、过度而不洁的性活动、不良的卫生习惯等因素均可以使女性生殖系统原有的自然保护机制受到破坏而导致炎症的发生，其主要病因归结为以下几方面：

（1）产后或流产感染：分娩后，产妇体质虚弱，宫颈口尚未关闭，如果分娩时有产道损伤或有胎盘、胎膜残留，病原体侵入宫腔，就容易引起感染；流产过程中阴道流血时间过长，或有组织残留于宫腔内，或手术无菌操作不严格，都可能发生急性盆腔炎。

（2）宫腔内手术操作后感染：如吸宫术、刮宫术、输卵管通液术、输卵管通气术、输卵管子宫造影术、宫腔镜检查等，由于手术消毒不严格引起感染或术前适应证选择不当，如生殖器原有慢性炎症，经手术干预引起急性发作并扩散。

（3）经期卫生不良：使用不洁的卫生巾、护垫，经期性交等均可使病原体侵入而引起炎症。感染的病原体以下生殖道内源性菌群的病原体为主，如葡萄球菌、链球菌、大肠埃希菌、厌氧菌等。

（4）感染性传播：性伴侣若患有淋病奈氏菌、沙眼衣原体或合并有需氧菌及厌氧菌感染，可能引起盆腔炎症。性行为过于频繁的人以及同性恋者容易患盆腔炎。此外，如果性关系混乱，互相交叉感染使某些特异性疾病通过性行为而广泛传播，因此而导致的特异性盆腔炎发病率也比较高。

（5）邻近器官炎症：直接蔓延如阑尾炎、腹膜炎等。

（6）慢性盆腔炎急性发作。

（7）放置宫内节育器。

（8）医源性感染：广谱抗生素的大量或长期使用，皮质激素、抗代谢药物的应用，放、化疗的强度增加，各种妇科手术及计划生育手术均可以因为患者的防御能力下降而使盆腔内受到感染。

引起子宫内膜炎和子宫肌炎的原因

从解剖学来看，子宫壁从里到外分为三层，即内膜层、肌层和浆膜层。

子宫内膜炎是由于细菌沿阴道、宫颈上行或沿输卵管下行以及经淋巴系统到达子宫内膜所引起的。多数为从阴道、宫颈上行引起。产后感染及感染性流产是造成子宫内膜炎最常见的原因，也是最严重的类型。宫腔内安放避孕器、宫颈电烙术、子宫内膜息肉、黏膜下子宫肌瘤或子宫内膜癌等均可发生子宫内膜炎，性病等病原体上行性感染也可引起。患病后，常有白带增多、月经失调、小腹部疼痛或不适等症状。

子宫肌炎则多为诊断性刮宫、人工流产等操作不当，损伤抵达肌层所致，甚至有出现子宫穿孔的可能，也可由子宫内膜炎在严重阶段时影响子宫肌层，进而延伸发展而来。临床症状为宫体疼痛不适、小腹部坠胀，带下等症状则很少出现。相比子宫内膜炎，子宫肌炎往往治疗周期要长一些，如果伴有痛经、性交痛明显，则并非为子宫肌炎而多为子宫内膜异位，也称为子宫腺肌症，治疗截然不同，要通过检查 CA125 抗子宫内膜抗体，有经验的医师通过检查即可分辨。

慢性子宫内膜炎主要是由以下因素导致的：

（1）子宫内膜虽有周期性剥脱，但其基底层并不随之剥脱，一旦基底层有慢性炎症即可长期感染内膜的功能层，导致慢性子宫内膜炎。

（2）长期存在的输卵管卵巢炎或严重的宫颈炎可以导致慢性子宫内膜炎。

（3）避孕环可引起慢性子宫内膜炎。

（4）分娩或流产后有少量胎盘残留或胎盘附着面的愈合不好，常是导致慢性子宫内膜炎的原因。

（5）子宫黏膜下肌瘤，黏膜息肉也可导致慢性子宫内膜炎。

（6）无明显诱因的慢性子宫内膜炎也可以存在，病原多来自阴道和宫颈。

（7）慢性子宫肌炎多由急性子宫肌炎转化而来，或是子宫内膜炎向深部侵入而形成。

引起急慢性输卵管卵巢炎的因素

1. 急性输卵管卵巢炎的患病原因

（1）分娩或流产后，由于抵抗力下降，病原体经生殖道上行感染并扩散到输卵管、卵巢，继而整个盆腔，引起炎症。

（2）在宫内节育器广泛应用的同时，患者不注意个人卫生或手术操作不严格而引发。

（3）未经严格消毒而进行的宫腔操作，如吸宫术、子宫输卵管碘油造影、宫颈管治疗，以及消毒不严格的产科手术感染等。

（4）不注意经期卫生，月经期性交或不洁性交等。

（5）身体其他部位有感染未经及时治疗时，病原菌可经血行传播而引起输卵管卵巢炎，多见于结核性疾病。

（6）盆腔或输卵管邻近器官发生炎症如阑尾炎时，可通过直接蔓延引起输卵管卵巢炎、盆腔腹膜炎，炎症一般发生在邻近的一侧输卵管及卵巢。

（7）性传播疾病如淋病，感染后淋病双球菌可以沿黏膜向上蔓延，引起输卵管、卵巢炎症。

2. 慢性输卵管卵巢炎的患病原因

慢性输卵管卵巢炎常常是由于急性输卵管卵巢炎急性期治疗延误或不彻底，迁延日久形成慢性；少部分是因为细菌毒力弱，患者机体抵抗力较强，无明显症状，未引起注意，被误诊或拖延失治而成。

引起盆腔脓肿的原因

输卵管积脓、卵巢积脓、输卵管卵巢脓肿以及由急性盆腔腹膜炎与急性盆腔结缔组织炎所致的脓肿均属盆腔脓肿的范畴。这些脓肿虽各有其特点，但亦有不少相同之处。

卵巢积脓也多因急性输卵管炎引起，由于排卵后卵巢表面有排卵破口，急性输卵管炎的炎性分泌物可以经此处进入卵巢实质中，逐渐形成卵巢脓肿。患急性盆腔腹膜炎或急性盆腔结缔组织炎时，腹膜渗出的脓液或结缔组织化脓产生的脓液可积聚于盆底，形成脓肿。引起盆腔脓肿的病原体可以为需氧菌、厌氧菌、衣原体或支原体等，但以厌氧菌更多见，有报道：70%～80%的盆腔脓肿可以培养出厌氧菌。

众多不同的病原体均可以引起盆腔的炎症，这些病原体到达盆腔生殖器官或组织可以经由以下几种途径：

（1）经血液传播：大多数的盆腔结核感染，其结核菌是由肺或其他器官的结核灶经血液传播的。较罕见的流行性腮腺病毒所致的卵巢炎也是经血液传播；血吸虫卵沉积于输卵管，也是血行感染的结果；而全身性的菌血症亦可导致盆腔炎症。

（2）经淋巴传播：盆腔结缔组织炎，包括子宫旁炎，多与宫颈炎症有关。严重的宫颈炎，如宫颈癌所引起的炎症，往往通过淋巴而感染盆腔结缔组织。

由宫颈及阴道损伤而引起的炎症，也常导致盆腔结缔组织的感染。丝虫病亦可通过淋巴管而引起盆腔急性淋巴管炎甚至盆腔器官炎症，但这种情况较罕见。

（3）直接蔓延：弥漫性腹膜炎、阑尾炎，以及急性肠憩室炎均可直接影响盆腔生殖器官。经腹进行的妇科手术，尤其是伴有结肠损伤时，可引起严重的盆腔感染。严重的直肠感染时，细菌亦偶可穿过肠壁而直接感染盆腔器官，即使是较简单的经腹全子宫切除术，亦可导致阴道残端上部的盆腔结缔组织炎。经阴道进行子宫切除术，则更有此种可能。

（4）上行性感染：绝大多数盆腔炎系由阴道内的病原体沿黏膜上升而感染盆腔器官。不仅淋球菌是沿黏膜上升至输卵管，其他病原体也是如此。动物实验证实结扎输卵管即不再发生输卵管炎症。宫颈管经常为黏稠的黏液所堵塞，成为有效的屏障使阴道内的细菌不易上升至宫腔而致病。一旦阴道内的酸碱度发生改变或宫颈管的黏液变得稀薄或消失，则阴道内的细菌即可上升至宫腔而导致输卵管炎。

外阴炎的症状

外阴炎其常见症状为外阴皮肤瘙痒、烧灼感和疼痛，在活动、性交和排尿后加重。急性期红肿、充血、有抓痕。慢性炎症有痛痒、外阴发生开裂、苔藓化。有些患者小阴唇内侧肿胀、充血、糜烂和成片湿疹。

常见的外阴炎主要有以下几种：①非特异性外阴炎；②外阴假丝酵母菌病；③婴幼儿外阴炎；④前庭大腺炎、前庭大腺囊肿；⑤急性外阴溃疡（多由各种原因的外阴炎引起，一般是外阴炎病变过程中的一种表现）；⑥性病（在外阴尖锐湿疣、软下疳、生殖器疱疹、淋病等性病的发病过程中，外阴多会出现炎症表现）。

引起外阴阴道假丝酵母菌病的原因

外阴、阴道假丝酵母菌病是常见的外阴、阴道炎症，也称外阴、阴道念珠菌病，是感染了假丝酵母菌所致。发病率高，国内资料显示，75%的妇女一生中至少患过一次外阴、阴道假丝酵母菌病。

80%～90%的病原体为白假丝酵母菌，10%～20%为光滑假丝酵母菌、近平滑假丝酵母菌、热带假丝酵母菌等。酸性环境适宜假丝酵母菌生长，有假丝酵母菌感染的阴道 pH 值在 4.0～4.7，通常 pH 值＜4.5。白假丝酵母菌为双相菌，有酵母菌和菌丝相，酵母相为芽生孢子，在无症状寄居及传播中起作用；菌丝相为芽生孢子伸长成假菌丝，侵袭组织能力增强，假丝酵母菌对热的抵抗力不强，加热至 60℃时 1 小时即可死亡；但对干燥、日光、紫外线及化学制剂等的抵抗力较强。

假丝酵母菌为条件致病菌，10%～20%非孕妇女及 30%孕妇阴道中有此菌寄生，并不引起症状。只有在全身及阴道局部细胞免疫力下降、假丝酵母菌大量繁殖并转变为菌丝相，才出现症状。常见发病诱因有：应用广谱抗生素、妊娠、糖尿病、大量应用免疫抑制药。长期应用抗生素，抑制乳杆菌生长，有利于假丝酵母菌繁殖。妊娠及糖尿病时，机体免疫力下降，阴道组织内糖原增加，酸度增高，有利于假丝酵母菌生长。大量使用免疫抑制剂、糖皮质类固醇激素或免疫缺陷综合征，使机体的抵抗力降低。穿紧身化纤内裤、肥胖可使会阴局部的温度及湿度增加，也易使假丝酵母菌得以繁殖而引起感染。

主要表现为外阴瘙痒、灼痛、性交痛及尿痛，部分患者阴道分泌物增多。尿痛特点是排尿时尿液刺激水肿的外阴及前庭导致疼痛。分泌物由脱落上皮细胞和菌丝体、酵母菌和假菌丝组成，其特征为白色稠厚呈凝乳或豆腐渣样。妇科检查可见外阴红斑、水肿，常伴有抓痕，严重者可见皮肤皲裂、表皮脱落。阴道黏膜红肿，小阴唇内侧及阴道黏膜附有白色块状物，擦除后露出红肿黏膜面。急性期还可见到糜烂及浅表溃疡。

引起外阴瘙痒的病因

外阴瘙痒是一种妇科常见症状，以中老年妇女居多。它是指女性外阴由各种不同病原所引起的一种症状，常呈阵发性发作，发作时刺痒难忍，也可是持续性的，一般夜间加重。严重者坐卧不安，影响睡眠、生活和劳动。

1. 病因

（1）外阴局部疾病：如疥疮、阴虱、接触性皮炎及萎缩性角化苔藓、黏膜白斑病、宫颈炎、阴道念珠菌感染等均可引起外阴瘙痒。此外，肛门瘙痒常波及外阴瘙痒。

（2）全身性疾病：如肝胆疾病、胆管疾病、肾脏病、糖尿病、红细胞增多症、淋巴瘤等，除全身瘙痒外，常伴有外阴瘙痒。

（3）精神因素引起的外阴瘙痒：如情绪忧郁紧张、烦躁时常有外阴瘙痒。

（4）外界刺激引起的瘙痒：外阴局部及周围汗液过多、潮湿、浸渍、肥皂刺激、过敏、内裤摩擦或接触过敏、不合格月经带、毛糙的卫生纸及外阴分泌物、肛门排泄物得不到及时洗净，均会促成或加剧外阴瘙痒。

（5）食物因素引起的外阴瘙痒：如食物中缺乏特质、维生素 B_2、维生素 A、维生素 E、脂肪等，可导致外阴皮肤干燥、脱屑、瘙痒等。

（6）药物过敏或化学品刺激：使用青霉素、四环素、阿司匹林等药物及接触酒精或重金属物质刺激引起。

（7）特发性外阴瘙痒症：原因不明，与情绪干扰或某些轻微刺激有关。

2. 临床表现

（1）外阴瘙痒多位于阴蒂、小阴唇，也可波及大阴唇、会阴，甚至肛周等皮损区，常为阵发性发作，也可为持续性，一般夜间加剧。

（2）长期搔抓可引起抓痕、血痂或激发毛囊炎。

（3）瘙痒程度因不同疾病和不同个体而有明显差异，长期搔抓会引起皮肤肥厚和苔藓样改变。

（4）无原因的外阴瘙痒，一般仅发生在生育年龄或绝经后妇女，多波及整个外阴部，但也可仅局限于某部或单侧外阴，虽瘙痒十分严重，甚至难以忍受，但局部皮肤和黏膜外观正常，或仅有因搔抓过度而出现的抓痕和血痂。

非特异性阴道炎的病因及临床表现

非特异性阴道炎是指由于外阴部经常受到尿液、阴道分泌物、经血等的刺激，使外阴皮肤抵抗力下降，感染非特异性细菌（如金黄色葡萄球菌、大肠埃希菌等）引起的非特异性炎症。

1. 病因

（1）外阴与尿道、肛门邻近，经常受到经血、阴道分泌物、尿液、粪便的刺激，若不注意皮肤清洁易引起外阴炎。

（2）糖尿病患者含糖尿液的刺激、粪瘘患者粪便的刺激及尿瘘患者尿液的长期浸渍等，极易引起外阴炎。

（3）穿紧身化纤内裤，导致局部通透性差，局部潮湿及经期使用卫生巾的刺激，发生外阴炎。

2. 临床表现

（1）急性炎症：患者首先感到外阴不适，继而出现瘙痒及疼痛，或有灼热感，同时可出现外阴部皮肤及黏膜有不同程度肿胀和充血，严重时还会形成糜烂、溃疡或出现大片湿疹并伴有排尿痛、性交痛。

（2）慢性炎症：主要表现为外阴瘙痒，皮肤增厚、粗糙、皲裂，也可以伴有排尿痛或性交痛。

3. 辅助检查

阴道分泌物涂片经革兰染色，镜下可找到成群革兰阳性浓染的卵圆形孢子，或可见到假菌丝与出芽细胞相连成链状或分枝状。

慢性盆腔炎的病因及临床表现

本病是急性盆腔炎的遗留病变，主要病理改变是组织破坏、广泛粘连、增生及瘢痕形成。多有急性盆腔炎延误诊治，或治疗不彻底，或患者体质虚弱，病程迁延演变所致，或无明显急性病程，如沙眼衣原体感染所致输卵管炎。当机体抵抗力较差时，可反复发作。临床常有慢性输卵管炎、输卵管积水、输卵管卵巢炎、输卵管卵巢囊肿、盆腔结缔组织炎等。

1. 病因

（1）慢性输卵管炎与输卵管积水：慢性输卵管炎以双侧居多，输卵管呈轻度或中度肿大，伞端可部分或完全闭锁，并与周围组织粘连。有时输卵管峡部黏膜上皮和纤维组织增生粘连，使输卵管呈多发性、结节状增厚，称峡部结节性输卵管炎。输卵管炎症较轻时，伞端及峡部粘连闭锁，浆液性渗出物积聚形成输卵管积水；有时输卵管积脓变为慢性，脓液渐被吸收，浆液性液体继续自管壁渗出充满管腔，亦可形成输卵管积水。积水输卵管表面光滑，管壁甚薄，由于输卵管系膜不能随积水输卵管囊壁的增长扩大而相应延长，故积水输卵管向系膜侧弯曲，形似腊肠样或蒸馏瓶状，卷曲向后，可游离或与周围组织有膜样粘连。

（2）输卵管卵巢炎及输卵管卵巢囊肿：输卵管发炎时波及卵巢，输卵管与卵巢相互粘连形成炎性肿块，或输卵管伞端与卵巢粘连并贯通，液体渗出形成输卵管卵巢囊肿。

（3）慢性盆腔结缔组织炎：炎症蔓延至宫骶韧带处，使纤维组织增生、变硬。若蔓延范围广泛，可使子宫固定，宫颈旁组织增厚。

2．临床表现

（1）症状

①全身炎症：症状多不明显，有时仅有低热，易感疲倦。由于病程时间较长，部分患者可出现神经衰弱症状，如精神不振、周身不适、失眠等。当患者抵抗力差时，易有急性或亚急性发作。

②慢性炎症：形成的瘢痕粘连及盆腔充血，常引起下腹部坠胀、疼痛及腰骶部酸痛。常在劳累、性交后及月经前后加剧。

③慢性炎症导致盆腔瘀血：患者常有经量增多；卵巢功能损害时可致月经失调；输卵管粘连阻塞时可致不孕。

（2）体征：子宫常呈后倾后屈，活动受限或粘连固定。若为输卵管炎，则在子宫一侧或两侧触到呈索条状增粗的输卵管，并有轻度压痛；若为输卵管积水或输卵管卵巢囊肿，则在盆腔一侧或两侧触及囊性肿物，活动多受限；若为盆腔结缔组织炎时，子宫一侧或两侧有片状增厚、压痛，宫骶韧带常增粗、变硬，有触痛。

外阴鳞状细胞癌的表现

外阴鳞状细胞癌是最常见的外阴癌。多见于 60 岁以上的妇女。病因尚不完全清楚。但外阴癌患者常并发外阴色素减退疾病，其中仅 5% ~10% 伴非典型增生者可能发展为外阴癌；外阴受慢性长期刺激（如乳头瘤、尖锐湿疣、慢性溃疡等）也可发生癌变；外阴癌可与宫颈癌、阴道癌合并存在。现已公认单纯疱疹病毒 II 型、人乳头瘤病毒、巨细胞病毒等与外阴癌的发生可能有关。

（1）症状：主要为不易治愈的外阴瘙痒和各种不同形态的肿物，如结节状、菜花状、溃疡状。肿物合并感染或较晚期癌可出现疼痛、渗液和出血。

（2）体征：癌灶可生长在外阴任何部位，大阴唇最多见，其次为小阴唇、阴蒂、会阴、尿道口、肛门周围等。早期局部丘疹、结节或小溃疡；晚期见不规则肿块，伴或不伴破溃或呈乳头样肿瘤。若癌灶已转移腹股沟淋巴结，可扪及一侧或双侧腹股沟淋巴结增大、质硬、固定。

宫颈癌的病因、表现及分期

宫颈癌是最常见的妇科恶性肿瘤。好发年龄为 35 ~ 39 岁和 60 ~ 64 岁。由于宫颈癌有较长的癌前病变过程，因此可以早期发现、早期治疗，并有希望达到治愈。

1. 病因

病因尚未完全明了，与以下因素有关。

（1）根据国内外资料，认为其发病与早婚、性生活紊乱、过早性生活、早年分娩、密产、多产、经济状况、种族和地理环境等因素有关。过早性生活指 18 岁前已有性生活；早婚指 20 岁前已结婚，此时其下生殖道发育尚未成熟，对致癌因素的刺激比较敏感，一旦感染某些细菌或病毒后，又在多个男子性关系刺激下发展而导致宫颈癌。在未婚及未产妇中，宫颈癌发病率明显低。约 50% 患者有早婚史。多次结婚也是发病因素之一。高危男子是宫颈癌发病因素的论点已被重视，凡配偶有阴茎癌、前列腺癌或其前妻曾患宫颈癌均为高危男子，与高危男子有性接触的妇女，易患宫颈癌。

（2）高危型人乳头瘤病毒感染是宫颈癌的主要危险因素。90%以上宫颈癌伴有高危型人乳头瘤病毒感染。高危型人乳头瘤病毒亚型产生 E6 和 E7 癌蛋白，与宿主细胞的抑癌基因 P53 和 Rb 相结合，导致细胞周期控制失常发生癌变。此外，单纯疱疹病毒 II 型及人巨细胞病毒等也可能与宫颈癌发生有关系。

2. 临床表现

早期宫颈癌症状不明显，仅有性交后出血或白带增多，无疼痛，易被忽略。晚期有下列症状：

（1）多数患者都有不规则阴道出血，量多少不一，也可发生大出血。

（2）阴道排出多量带有恶臭味的液体，常为淘米水样或血性。

（3）下腹部、腰背部或下肢疼痛。

（4）后期可有直肠坠感、消瘦、贫血及下肢水肿。

（5）癌侵犯膀胱，可出现尿频、尿痛、血尿及排尿困难；癌侵犯直肠可引起便血、腹泻、里急后重等。

3. 宫颈癌临床分期

0 期：原位癌。

I 期：癌灶局限于宫颈（癌扩展到宫体，不影响分期）。

I A：肉眼未见病灶，仅在显微镜下可见浸润癌。间质浸润深度最深 ≤5 毫米，宽度 ≤7 毫米。

I B：临床可见癌灶局限于宫颈，肉眼可见浅表的浸润癌，病灶范围超过 IA 期。

II 期：癌灶已超出宫颈，但未达盆壁。癌累及阴道，但未达阴道下 1/3。

II A：癌累及阴道，无宫旁浸润。

II B：癌累及宫旁。

III 期：癌灶超过宫颈，阴道浸润已达下 1/3，宫旁浸润已达盆壁，有肾盂积水或肾无功能（非癌所致的肾盂积水或肾无功能者除外）。

III A：癌累及阴道为主，已达下 1/3。

ⅢB：癌浸润宫旁为主，已达盆壁，或有肾盂积水或肾无功能。

Ⅳ期：癌播散超出真骨盆或癌浸润膀胱黏膜及直肠黏膜。

ⅣA：癌浸润膀胱黏膜或直肠黏膜。

ⅣB：癌浸润超出真骨盆，有远端转移。

子宫肌瘤的病因及临床表现

1. 病因

确切病因尚不明了，根据好发于生育年龄妇女，绝经后肌瘤停止生长，甚至萎缩、消失等，提示子宫肌瘤的发生可能与女性激素有关。生物化学检测证实，肌瘤中雌二醇向雌酮转化明显低于肌组织，肌瘤中雌激素受体明显高于周围肌组织，故认为肌瘤组织局部对雌激素的高敏感性，是肌瘤发生的重要原因之一。此外，研究证实，孕激素有促进肌瘤有丝分裂活动、刺激肌瘤生长的作用。细胞遗传学研究显示，25%～50%子宫肌瘤存在细胞遗传学异常。分子生物学研究结果显示，子宫肌瘤是由单克隆平滑肌瘤细胞增殖而成，多发性子宫肌瘤是由不同克隆细胞形成。

2. 临床表现

（1）月经改变：月经量过多、月经持续时间过长是最常见的症状。由于肌瘤使子宫内膜的面积增大，并妨碍子宫收缩，或因并发子宫内膜增生而引起。

（2）下腹部包块：如肿瘤超过拳头大，则往往多在下腹部正中摸到实质性肿物，生长较慢。查体可发现子宫增大、不规则、质地硬。

（3）疼痛：部分患者可有下腹坠胀，腰背酸痛。浆膜下肌瘤发生蒂扭转时可出现急性腹痛。肌瘤红色变性时，腹痛剧烈且伴发热。

（4）大小便异常：子宫前壁肌瘤，可压迫膀胱发生尿频、排尿困难或尿潴留。子宫后壁肌瘤可压迫直肠，引起大便困难或里急后重。

（5）阴道分泌物增多：黏膜下肌瘤伴感染坏死，可产生有臭味的血性分泌物。

（6）不孕：子宫肌瘤患者中有20%～30%合并不孕。可能由于肌瘤压迫致输卵管扭曲，宫腔变形，妨碍孕卵着床。

子宫内膜癌的病因、临床表现及分期

子宫内膜癌绝大多数为腺癌，为女性生殖道三大恶性肿瘤之一，高发年龄为 58～61 岁，占女性生殖道恶性肿瘤 20%～30%，近年发病率有上升趋势，发病率接近（甚至）超过宫颈癌。

1. 病因

病因不十分清楚。目前认为子宫内膜癌可能有两种发病类型。

（1）雌激素依赖型：其发生可能是在无孕激素拮抗的雌激素长期作用下，发生子宫内膜增生症（单纯型或复杂型，伴或不伴非典型增生）、分泌雌激素的卵巢肿瘤（颗粒细胞瘤、卵泡膜细胞瘤）、长期服用雌激素的绝经后妇女及长期服用他莫昔芬的妇女。这种类型占子宫内膜癌的大多数，均为子宫内膜样腺癌，肿瘤分化较好，雌孕激素受体阳性率高，预后好。患者较年轻，常伴有肥胖、高血压、糖尿病、不孕或不育及绝经延迟的妇女。约 20% 内膜癌患者有家族史。

（2）非雌激素依赖型：发病与雌激素无明显关系。这种子宫内膜癌的病理形态属少见类型，如子宫内膜浆液性乳头状癌、透明细胞癌、腺鳞癌等。多见于老年体瘦妇女，在癌灶周围可以是萎缩的子宫内膜，肿瘤恶性程度高，分化差，雌孕激素受体多呈阴性，预后不良。

2. 临床表现

（1）症状：极早期无明显症状，仅在普查或因其他原因检查时偶然发现，一旦出现症状则多有如下表现。

①阴道出血。主要表现绝经后阴道出血，量一般不多。大量出血者少见，或为持续性或间歇性出血。尚未绝经者则诉经量增多、经期延长或经间期出血。

②阴道排液。少数患者诉排液增多，早期多为浆液性或浆液血性排液，晚期合并感染则有脓血性排液，并有恶臭。

③疼痛。通常不引起疼痛。晚期癌浸润周围组织或压迫神经引起下腹及

腰骶部疼痛，并向下肢及足部放射。癌灶侵犯宫颈，堵塞宫颈管导致宫腔积脓时，出现下腹胀痛及痉挛样疼痛。

④全身症状。晚期患者常伴全身症状，如贫血、消瘦、恶病质、发热及全身衰竭等。

（2）体征：早期时妇科检查无明显异常，子宫正常大、活动，双侧附件软、无块物；当病情逐渐发展，子宫增大、稍软；晚期时偶见癌组织自宫口脱出，质脆，触之易出血；若合并宫腔积脓，子宫明显增大，极软，癌灶向周围浸润，子宫固定或在宫旁或盆腔内扪及不规则结节状物。

3. 分期标准

国际妇产科联盟（FIGO，1971）。

0期：腺瘤样增生或原位癌（不列入治疗效果统计）。

Ⅰ期：癌局限于宫体。

Ⅰa：宫腔深度≤8厘米。

Ⅰb：宫腔深度＞8厘米。

Ⅱ期：癌已侵犯宫颈。

Ⅲ期：癌扩散至子宫以外盆腔内（阴道或宫旁组织可能受累），但未超出真骨盆。

Ⅳ期：癌超出真骨盆或侵犯膀胱黏膜或直肠黏膜，或有盆腔以外的播散。

Ⅳa期：癌侵犯附近器官，如直肠、膀胱黏膜。

Ⅳb期：癌发生远端转移。

不孕症的病因及临床表现

凡婚后未避孕，性生活正常，同居1年以上未怀孕者称不孕症。分为原发性不孕和继发性不孕。婚后一直未怀孕者称原发性不孕，有过妊娠尔后未避孕1年不孕者称继发性不孕。

（一）　病因

阻碍受孕的因素可能在女方、男方或男女双方。据调查，不孕属女性因素约占 40%；属男性因素占 30% ~ 40%，属男女双方因素占 10% ~ 20%。

1．女性不孕因素

（1）排卵障碍：占 25% ~ 35%。排卵功能紊乱导致不排卵，主要有以下原因。

①下丘脑 – 垂体 – 卵巢轴功能紊乱，包括下丘脑、垂体器质性病变或功能障碍。

②卵巢病变，如先天性卵巢发育不全、多囊卵巢综合征、卵巢功能早衰、功能性卵巢肿瘤、卵巢不敏感综合征等。

③肾上腺及甲状腺功能异常也能影响卵巢功能。

（2）输卵管因素：是不孕症最常见因素。输卵管有运送精子、捡拾卵子及将受精卵运进到宫腔的功能。任何影响输卵管功能的因素，如输卵管发育不全（过度细长扭曲、纤毛运动及管壁蠕动功能丧失等），输卵管炎症（淋菌、结核菌等）引起伞端闭锁或输卵管黏膜破坏时输卵管闭塞，均可导致不孕。此外，阑尾炎或产后、术后所引起的继发感染，也可导致输卵管阻塞造成不孕。

（3）子宫因素：子宫先天畸形、子宫黏膜下肌瘤可造成不孕或孕后流产；子宫内膜炎、内膜结核、内膜息肉、宫腔粘连或子宫内膜分泌反应不良等影响受精卵着床。

（4）宫颈因素：宫颈黏液量和性状与精子能否进入宫腔关系密切。雌激素不足或宫颈管感染时，均会改变黏液性质和量，影响精子活力和进入数量。宫颈息肉、宫颈肌瘤能堵塞宫颈管影响精子穿过，宫颈口狭窄也可造成不孕。

（5）阴道因素：阴道损伤后形成的粘连瘢痕性狭窄，或先天无阴道、阴道横膈、无孔处女膜，均能影响性交并阻碍精子进入。严重阴道炎症时，大量白细胞消耗精液中存在的能量物质，降低精子活力，缩短其存活时间而影响受孕。

2．男性不育因素

主要是生精障碍与输精障碍。应行外生殖器和精液检查，明确有无异常。

（1）精液异常：如无精子或精子数过少，活力减弱，形态异常。影响精子产生的有以下因素。

①先天发育异常。先天性睾丸发育不全不能产生精子；双侧隐睾导致曲细精管萎缩等妨碍精子产生。

②全身原因。慢性消耗性疾病，如长期营养不良、慢性中毒（吸烟、酗酒）、精神过度紧张，可能影响精子产生。

③局部原因。腮腺炎并发睾丸炎导致睾丸萎缩；睾丸结核破坏睾丸组织；精索静脉曲张有时影响精子质量。

（2）精子运送受阻：附睾及输精管结核可使输精管阻塞，阻碍精子通过；阳痿、早泄不能使精子进入女性阴道。

（3）免疫因素：精子、精浆在体内产生对抗自身精子的抗体可造成男性不育，射出的精子发生自身凝集而不能穿过宫颈黏液。

3. 男女双方因素

（1）性生活不能或不正常。

（2）男女双方盼孕心切造成的精神过度紧张。

（3）近年来对免疫因素的研究认为，有两种免疫情况影响受孕。

①同种免疫。精子、精浆或受精卵，是抗原物质，被阴道及子宫内膜吸收后，通过免疫反应产生抗体物质，使精子与卵子不能结合或受精卵不能着床。

②自身免疫。某些不孕妇女血液中存在多种抗体，可能阻止精子和卵子结合而影响受孕。

（二）临床表现

（1）排卵障碍性不孕：已婚或曾孕育2年或2年以上，有正常性生活，配偶生殖功能正常，未避孕而未孕。由于造成排卵障碍的原因相当复杂，其临床表现不一，常伴有月经紊乱、闭经等。体格检查应注意全身发育、营养状态、第二性征发育情况，挤压乳房有无泌乳，甲状腺有无肿大，注意有无因脑垂体、肾上腺、甲状腺等内分泌失调所致异常。

（2）输卵管性不孕：应详细询问不孕患者有无急性盆腔炎史或阑尾炎史、

流产后及分娩后情况、有无婚外性生活、有无结核史或经常接触的人中有无罹患结核者。应注意不少患结核性输卵管炎者因不孕就诊时无任何症状。外阴检查注意前庭大腺有无增大，外阴有无赘生物，尿道口及尿道旁腺有无炎症表现，宫颈口是否有脓性分泌物。双合诊除检查子宫外，更要注意双侧附件有无包块、压痛。结核性内生殖器官病变严重者可酿成冰冻骨盆。

（3）子宫性不孕

①子宫畸形

a. 原发闭经或月经不调，如月经稀发或过少、痛经、功能失调性子宫出血等。

b. 原发或继发不孕。

c. 生殖道畸形，如外阴、阴道、宫颈和子宫畸形等。

d. 卵巢功能低下，如无排卵、月经失调、功能失调性子宫出血和痛经等。

e. 性交困难或性功能障碍，如性交痛、阴道痉挛、性冷漠等。

f. 盆腔包块史，见于双子宫、残角子宫等。

g. 病理妊娠史，如复发性自然流产、早产、胎位异常、胎盘位置异常或死胎等。

h. 泌尿系统畸形，如多囊肾、马蹄肾、游走肾等。

②感染因素引起的子宫性不孕。急性子宫内膜炎起病较急，多有明显诱因，如经期不卫生、经期不洁性交、宫腔操作、阑尾炎和全身感染等。表现为寒战，发热（体温 38～40℃），全身无力，下腹剧痛、下坠，腰酸，大量血性、脓性或水样白带，并有恶臭。患者下腹压痛，宫颈举痛，宫体柔软胀大，压痛明显。由于宫腔有良好的引流条件及周期性内膜剥脱，使炎症极少有机会长期存在于内膜，但如急性期治疗不彻底，或经常存在感染源，则可导致慢性子宫内膜炎。临床上最常见的不孕因素是慢性结核性内膜炎和子宫内膜息肉，可表现为原发或继发性不孕，月经失调，白带增多，下腹坠痛。轻者双合诊可无异常发现，若有宫腔积脓，则子宫呈球状增大，柔软压痛，可见血性脓液自颈管排出，常并存急性阴道炎。

③宫腔粘连引起的子宫性不孕。宫腔粘连是引起子宫性不孕的重要因素。

依粘连部位和范围而异，表现为原发或继发性不孕、闭经、月经稀少、痛经、月经过多（也有月经正常者）、复发性自然流产、早产、胎盘早剥及前置胎盘等。合并颈管粘连者可引起经血潴留，宫腔积血、积液或积脓。

④子宫肌瘤引起的子宫性不孕。子宫肌瘤是最常见的妇科良性肿瘤，其合并不孕的概率达27%。但作为不孕的唯一因素，仅占2%左右，子宫肌瘤多发于孕龄女性，故其在不孕症治疗中仍值得注意。有月经失调（包括月经过多、经期延长、月经频发等，多见于黏膜下或肌壁间肌瘤），下腹痛（坠痛、腰背痛、急腹症）、压迫症状（尿频、便秘等）、不孕及自然流产、盆腔包块、继发性贫血，以及较为罕见的红细胞增多症和低血糖症。

⑤子宫内异物引起的子宫性不孕。有相应的宫腔操作史或病理性妊娠史，如流产、胎盘粘连、植入史等；原发或继发性不孕；月经失调，如月经过多、经期延长、经间期出血、痛经等；下腹坠痛，白带增多有慢性生殖器官炎症病史，或经期性交史。

（4）免疫性不孕：多有慢性生殖器官炎症病史，或经期性生活史。婚后性生活正常，未采取任何避孕措施，持续2年以上未受孕；或曾孕育过，未避孕2年以上未再孕。月经正常或月经后期，或有经期延长，或平素有下腹疼痛，带下量较多。

妇科检查可无明显异常。有生殖器官炎症时可表现为：外阴阴道分泌物较多，宫颈光滑或糜烂，子宫大小正常，质中，活动欠佳，有压痛，附件增厚增粗，或有压痛。

子宫脱垂的病因及临床表现

子宫脱垂是子宫从正常位置沿阴道下降，宫颈外口达坐骨棘水平以下，甚至子宫全部脱出阴道口以下。

1. 病因

（1）分娩损伤。为子宫脱垂最主要的病因。在分娩过程中，特别是经阴道手术助产或第二产程延长者，盆底肌、筋膜及子宫韧带均过度伸展，张力降低，甚至出现撕裂。当上述各组织在产后尚未恢复正常时，若产妇过早参加体力劳动，特别是重体力劳动，此时过高的腹压可将子宫轴与阴道轴仍相一致的未复旧后倾子宫推向阴道以致发生脱垂。子宫脱垂常合并阴道前壁脱垂。多次分娩也是子宫脱垂的病因。

（2）长时间腹压增加。长期慢性咳嗽、直肠狭窄所致排便困难、经常超重负荷（肩挑、举重、蹲位、长期站立）、盆腔内巨大肿瘤或大量腹水等，均使腹内压力增加，并直接作用于子宫，迫使其向下移位，尤其发生在产褥期时。

（3）盆底组织发育不良或退行性变。子宫脱垂偶见于未产妇，甚至处女，其主要原因为先天性盆底组织发育不良导致子宫脱垂，其他脏器如胃也下垂。老年妇女盆底组织萎缩退化，也可发生子宫脱垂或使脱垂程度加重。

2．临床表现

（1）外阴有肿物脱出：轻者仅在劳动时感到有肿物自阴道掉出，卧床休息后多能自动回缩；重者肿物不但容易脱出，而且体积逐渐增大，休息后也不能回缩，需用手还纳才能复位，甚至不能复位。查体可在阴道口处触到脱垂的子宫。

（2）下坠感或腰背酸痛：多是子宫脱垂牵拉韧带、腹膜及盆腔充血所产生的症状，每逢下蹲或站立过久，走路与劳动时加重。

（3）大小便异常：因子宫脱垂常合并阴道前壁膨出，患者可有排尿困难、尿潴留，也常继发泌尿系感染。当合并有直肠膨出时，可发生便秘、排便困难。

（4）白带增多：脱出的子宫颈和阴道由于局部血液循环障碍而充血、水肿、上皮角化、增生，分泌物增多。当发生糜烂、破溃和感染时，可有脓性分泌物和出血。

3．子宫脱垂分度

我国根据1981年5月在青岛召开的部分省、市、自治区两病防治协作组第二次扩大会议的意见，以患者平卧用力屏气时子宫下降的程度，将子宫脱垂分为3度。

Ⅰ度：轻型为宫颈外口距离处女膜缘<4厘米，但未达处女膜缘；重型为宫颈已达处女膜缘，但未超出该缘，检查时在阴道口见到宫颈。

Ⅱ度：轻型为宫颈已脱出阴道口，但宫体仍在阴道内；重型为宫颈及部分宫体已脱出阴道口。

Ⅲ度：宫颈及宫体全部脱出至阴道口外。

子宫内膜异位症的病因及临床表现

子宫内膜生长在子宫腔以外的部位而引起的病变称子宫内膜异位症。异位的子宫内膜波及的部位较广，可侵入包绕盆腔的腹膜悬吊子宫的韧带、膀胱、直肠，以及大网膜、阑尾、小肠、腹壁切口，远至肝脏、胆囊、肾脏、肺脏、胸腔、四肢肌肉及骨骼等脏器。另有发生在前庭大腺内的异位病灶，有时输卵管壁亦可被累及。

（一）病因

1. 子宫内膜种植学说

1921 年，Sampson 首先提出经期时子宫内膜腺上皮和间质细胞可随经血逆流，经输卵管进入腹腔，种植于卵巢和邻近的盆腔腹膜，并在该处继续生长和蔓延，以致形成盆腔子宫内膜异位症。多数临床和实验资料均支持这一学说。

（1）70%~90% 妇女有经血逆流，在经血或早卵泡期的腹腔液中，均可见存活的内膜细胞。

（2）先天性阴道闭锁或宫颈狭窄等经血潴留患者常并发子宫内膜异位症，说明经血逆流可导致内膜种植。

（3）医源性内膜种植，临床上剖宫取胎术后继发腹壁切口子宫内膜异位症或分娩后会阴切口出现子宫内膜异位症，无疑都是手术时子宫内膜带至切口直接种植所致。

（4）猕猴实验亦证实，其经血直接流入腹腔可在盆腔内形成典型的子宫内膜异位症。

故目前内膜种植学说已为人们所公认，但无法解释盆腔外的子宫内膜异位症。

2. 淋巴及静脉播散学说

不少学者通过光镜检查在盆腔淋巴管、淋巴结和盆腔静脉中发现有子宫内膜组织，提出子宫内膜可通过淋巴及静脉向远处播散。并认为远离盆腔部位的器官，如肺、手或大腿的皮肤和肌肉发生的子宫内膜异位症可能是通过淋巴或静脉播散的结果。该学说无法说明子宫内膜如何通过静脉和淋巴系统，而盆腔外内异症的发病率又极低。

3. 体腔上皮化生学说

卵巢表面上皮、盆腔腹膜都是由胚胎期具有高度化生潜能的体腔上皮分化而来。Meyer 从而提出上述由体腔上皮分化而来的组织，在反复受到经血、慢性炎症或持续卵巢激素刺激后，均可被激活而衍化为子宫内膜样组织，以致形成子宫内膜异位症。但迄今为止，此学说尚无充分的临床或实验依据。

4. 诱导学说

未分化的腹膜组织在内源性生物化学因素诱导下可发展成为子宫内膜组织，此学说是体腔上皮化生学说的延伸，在动物实验中已证实，而在人类尚无证据。

5. 遗传学说

本病具有家族聚集性，患者一级亲属的发病风险是无家族史者的 7 倍，单卵双胎孪生姐妹发病率高达75%。

6. 免疫学说

越来越多的证据表明，免疫调节异常在内异症的发生、发展各环节起重要作用，表现为免疫监视、免疫杀伤功能细胞如自然杀伤细胞等细胞毒作用减弱而不能有效清除异位内膜，免疫活性细胞释放白介素、表皮生长因子等细胞因子促进异位内膜存活、增殖并导致局部纤维增生、粘连，细胞黏附因子异常表达，协同参与异位内膜的移植、定位和黏附等。

7. 其他因素

有研究认为，血管生成参与了子宫内膜异位症的发生机制，患者腹腔液中血管内表皮生长因子增多，使盆腔微血管生长增加，导致异位内膜得以成功地种植生长。另外，异位内膜有芳香化酶和细胞色素蛋白的高表达，而 II

型 17 – β 羟类固醇脱氢酶表达下降，表明异位内膜除自分泌雌激素外，还可削弱对 17 – β 雌二醇的灭活作用，促进自身增殖。近年来研究发现异位内膜的自身凋亡总是低于在位内膜，且重症者较 Ⅰ 至 Ⅱ 期者凋亡减少，提示子宫内膜对凋亡的敏感性与疾病进程有关。

（二） 临床表现

痛经是子宫内膜异位症的典型症状，以继发性，渐进性痛经为特点。少数患者可出现月经增多，经期延长或月经紊乱。内膜异位患者不孕率达 60% 以上，可能与盆腔结构的改变、卵巢激素的变化、自身免疫反应有关，较正常妇女不孕率高 3 倍多。子宫内膜异位症如侵犯肠道，患者可有里急后重，排便困难，或周期性便血；如累及膀胱，输尿管或肾脏，则可产生尿急、排尿困难，以及周期性血尿等症状。子宫内膜异位症的患者大多为子宫后屈固定。由于病灶存在于子宫直肠陷凹内，同房时触动子宫颈可引起性交痛。有时病灶可累及输卵管壁，常被误诊为阑尾炎、宫外孕等。腹壁手术切口瘢痕或会阴侧切瘢痕处有子宫内膜异位症者，经期可出现增大的肿胀包块，有自发痛和触痛，偶尔可呈现为紫蓝色。

02

诊断与鉴别

妇科炎症需要做的检查

女性一旦怀疑自己得了妇科炎症，建议去正规专业医院进行全面详细的检查，切忌图方便而去非正规诊所就诊。

（1）妇科检查：首先必须做详细的妇科检查，观察外阴部有无红肿、溃疡、皮炎、尖锐湿疣之类，其次阴道窥视看看有无红肿、溃疡、赘生物，阴道分泌物的颜色、量和气味。宫颈检查要了解宫颈有没有炎症、糜烂等。双合诊或三合诊检查宫颈有无举痛，子宫的大小、形态以及子宫的位置、活动度是否正常，有无压痛。再检查附件大小、形态、活动度，有无包块、压痛。

（2）白带常规化验：了解白带中有无滴虫、念珠菌、加德诺菌及白细胞的数量。

（3）病原菌培养：可做一般细菌培养，包括葡萄球菌、链球菌、大肠埃希菌等，还可做念珠菌、淋病双球菌、支原体、衣原体等病原菌培养。

（4）宫颈刮片：是筛查早期宫颈癌的重要方法，故又称"防癌涂片"。目前临床常用巴氏5分级分类法。巴氏Ⅰ级：正常；巴氏Ⅱ级：炎症，指个别细胞核异质明显，但不支持恶性；巴氏Ⅲ级：可疑癌；巴氏Ⅳ级：重度可疑癌；巴氏Ⅴ级：癌。

（5）胺试验：患细菌性阴道病的白带可发出鱼腥味，它是由存在于白带中的胺通过氢氧化钾碱化后挥发出来所致。

（6）线索细胞：线索细胞是指细菌性阴道炎患者有许多杆菌凝聚在阴道上皮细胞边缘，在悬滴涂片中见到阴道上皮细胞边缘呈颗粒状或点划状致使模糊不清者即为线索细胞，它是细菌性阴道病的最敏感最特异的征象。

（7）人类乳头状瘤病毒检测：应及早发现和治疗阴道和宫颈的人类乳头状瘤病毒感染。

（8）血常规和C－反应蛋白：急性炎症时白细胞和中性粒细胞可升高，C－反应蛋白升高。贫血者可伴有红细胞和血红蛋白下降。

（9）超声检查：一般的内外生殖器炎症超声通常是无法判断的，除非有盆腔炎性包块，超声检查的目的还是为了排除卵巢肿瘤、子宫肿瘤等疾病。

（10）阴道镜：阴道镜检查主要用于观察下生殖道的子宫颈、阴道和外阴病变。由于阴道镜可将病灶放大10～40倍，借以观察肉眼看不到的较微小病变，又可在阴道镜定位下做活组织检查，从而提高阳性检出率，协助临床及早发现癌前病变和癌变。

（11）宫腔镜和腹腔镜检查：能直视宫腔和腹腔内情况，鉴别慢性子宫内膜炎与子宫内膜癌、子宫息肉、子宫黏膜下肌瘤等疾病；鉴别盆腔炎性包块与子宫内膜异位症、附件肿瘤、子宫肿瘤等疾病。

细菌性阴道病的诊断

细菌性阴道病为阴道内正常菌群失调所致的一种混合感染，但临床及病理特征无炎症改变，主要表现为阴道分泌物增多，有鱼腥味，尤其性交后加重，可伴有轻度外阴瘙痒或烧灼感。

1. 诊断标准

（1）均匀稀薄白色的阴道分泌物，常黏附于阴道壁。

（2）发现线索细胞，取少量阴道分泌物放在玻片上，加一滴0.9%氯化钠溶液混合，高倍显微镜下寻找线索细胞，与滴虫性阴道炎不同的是白细胞极少，线索细胞即阴道脱落的表层细胞于细胞边缘黏附颗粒状物，即各种厌氧菌，尤其是加德诺菌，细胞边缘不清。

（3）阴道分泌物 pH >4.5。

（4）胺臭味试验阳性。

以上4项中有3项阳性即可临床诊断为细菌性阴道病。

2. 诊断方法

实验室检查对本病的诊断是十分必要的。单有白带增多而没有实验室检查是不能诊断本病的。实验室检查包括涂片、胺试验、培养法、生化法、荧光抗体法等。涂片法和胺试验是简单易于操作的实验室方法，对诊断很有帮助。有条件的可以作培养或荧光抗体法试验。

（1）涂片镜检：取分泌物作涂片可找到线索细胞。线索细胞是表面附着有大量的加德诺菌的上皮细胞，特点是上皮细胞表面毛糙或有细小的颗粒，好像撒上了一层面粉。细菌为革兰染色阴性的球状杆菌。

（2）胺试验：取一滴10%氢氧化钾溶液加入阴道分泌物中，可闻到有"鱼腥"样氨释出，这是因为分泌物中胺量较高，遇碱后可放出氨味来。

（3）培养法：应先分离后再作培养，可见到直径为0.5mm圆形、不透明、表面光滑的菌落。

（4）生化法：取阴道分泌液作生化测定，正常妇女乳酸盐量高，琥珀酸盐量低，而本病妇女测定值正相反。

（5）荧光抗体法：涂片后用荧光抗体染色镜检。

诊断细菌性阴道病主要是与生殖器假丝酵母菌病和阴道毛滴虫病相鉴别，后者一般外阴瘙痒症状较重，但主要依靠分泌物检测。

婴幼儿外阴阴道炎的诊断

婴幼儿外阴阴道炎常见于5岁以下幼女，多与外阴炎并存。由于婴幼儿解剖、生理特点，其外阴阴道容易发生炎症。

由于婴幼儿解剖的特点及不能主动与医生合作，因此，给诊断带来一定的困难。但是，体检是诊断的主要依据，因此，医生需要有高度耐心与细心向患儿母亲与相关人员详细询问病史。检查时手法要轻巧敏捷，有时为了获得满意的检查结果，需设法分散患儿的注意力，如边检查边与患儿交谈，使其腹壁放松。个别情况下，需要在全身麻醉下对患儿进行检查。常用的几种检查方法：

（1）检查外阴用中、食二指轻轻分开大阴唇，仔细观察外阴、尿道及阴前庭等处。

（2）阴道窥镜检查是最好的检查，器械是膀胱镜。也可用支气管镜或鼻镜作阴道窥器。较大的女孩可采用特制的小型阴道鸭嘴器。通过上述窥器，可以比较清楚地看到宫颈情况，检查阴道上皮及分泌物，有无异物；同时，用小棉棒取阴道分泌物做涂片用革兰染色，还可取分泌物做培养，并做药物敏感试验，如此便可确定病原菌。

（3）直肠、腹部双合诊检查。用左手中指及食指分开双侧大阴唇，以右手食指（较小幼儿进入食指有困难时，也可用小指）伸入患儿肛门与腹部，另一手互相配合触摸阴道内有无异物、子宫大小及盆腔情况。直肠检查还可协助取阴道分泌物。方法是直肠的手指向前挤压阴道后壁，另一手拿已消毒的玻璃管，边挤压直肠边抽吸阴道分泌物。

本病的参考诊断标准如下：

（1）临床表现

症状：患儿哭闹不安，常用手搔抓外阴部。

体征：外阴红肿痒痛，有大量分泌物，可呈脓性。阴道前庭黏膜充血、水肿或小阴唇粘连，尿道口或阴道口被遮盖，尿流变细，自小阴唇间小孔流出。如为阴道异物造成的外阴阴道炎，可见阴道分泌物特多，且为血、脓性，有臭味。

（2）实验室检查取分泌物涂片，用革兰染色查到致病菌；或做分泌物培养以明确致病菌，并注意除外滴虫或霉菌感染。

滴虫性阴道炎的诊断

由阴道毛滴虫感染而引起的阴道炎症称为滴虫性阴道炎。主要表现为阴道分泌物增多及外阴瘙痒，分泌物特点为稀薄脓性，黄绿色，泡沫状，有臭味。根据患者的主诉、病史、临床表现和特有的黄绿色带泡沫的白带，以及阴道窥器检查，可见阴道及宫颈黏膜红肿，并有散在的出血点或草莓状突起，后者一般不超过5%，阴道pH＞5，即可以做出诊断。但有时患者的阴道分泌物并不如此典型，故仍需从阴道分泌物中查到阴道毛滴虫方能确诊。

无论是急性还是慢性滴虫性阴道炎，确诊都要借助实验室检查。患者在检查前不要做阴道冲洗或阴道上药，24～48小时内不宜有性生活。阴道毛滴虫的检查方法中以用悬滴法直接镜检较快，操作简便。在有症状的病例中，其阳性率可达80%～90%。其方法是在双合诊以前，用消毒棉棒在阴道较深部位取少许分泌物，立即与已滴在玻片上的少量温生理盐水调和后镜检。如果找到活动的滴虫，即可确诊。如果患者临床症状可疑，但多次悬滴法检查没有找到滴虫，此时可以做滴虫培养；其准确率很高可达98%以上。涂片染色法是另一种检查滴虫的方法，取分泌物涂片染色，再在显微镜下观察，诊断的准确率与检查者的经验有关。

悬滴法必须在生理盐水冷却之前进行检查，因滴虫离体时间越久，动力越差，有时呆滞不动，或仅有鞭毛摆动，这时只能依靠邻近白细胞的煽动状态而推测其存在。有的严重患者在悬滴片整个镜下视野布满白细胞，看不到滴虫，即使看到也不活跃。如遇此情况，可用0.1%~1%沙黄溶液代替生理盐水，因为沙黄能使白细胞染成淡红色，而滴虫不染色，其运动也不受影响，故滴虫在淡红色的背景中显得特别清楚。

绝经后，因阴道局部抵抗力低下，致病菌感染所致的阴道炎，主要表现为阴道分泌物增多及外阴瘙痒，有灼热感，阴道分泌物稀薄，呈淡黄色，严重者呈脓血性白带。由于阴道黏膜萎缩，可有性交痛，检查阴道呈老年性改变，上皮萎缩，菲薄，皱襞消失，上皮变平滑，阴道黏膜充血，有小出血点，有时见浅表溃疡。严重时可引起阴道狭窄及闭锁。

根据发病年龄、病史，结合局部检查可见外阴潮红、湿润，阴道壁充血，有散在的出血点，以后穹窿及宫颈最明显，阴道黏膜剥脱后可形成溃疡，一般不难诊断。当形成慢性炎症后，可发生两种结果：一是阴道黏膜下结缔组织纤维化，阴道失去弹性，最后形成阴道狭窄和瘢痕；另一种情况为阴道壁粘连形成阴道闭锁，甚至在闭锁以上形成阴道积脓。此种情况虽属少见，但病情严重。

急性宫颈炎的诊断

急性宫颈炎常与急性阴道炎、急性子宫内膜炎同时存在，常见于感染性流产、产褥期感染、剖宫产后引起的宫颈损伤，人工流产术及一些宫颈手术时扩张宫颈的损伤及穿孔，以及诊断性刮宫时宫颈及宫体的损伤和阴道异物并发感染。部分患者无症状，有症状者表现为阴道分泌物增多，呈黏液脓性，分泌物的刺激可引起外阴瘙痒及灼热感，伴腰酸及下腹坠痛，也可出现经间期出血、同房后出血等，此外还常伴有部分尿路症状。主要由性传播疾病的病原体如淋病奈瑟球菌及沙眼衣原体所致。

临床上常见急性宫颈炎为黏液脓性宫颈炎（MPC），其特点是：擦去宫颈外表面分泌物后，用小棉拭子插入宫颈管内再取出，肉眼看到白色棉拭子上有黄色或黄绿色黏液脓性分泌物，将分泌物涂片做革兰染色，若光镜下平均每个高倍视野有 30 个以上或每个油镜视野有 10 个以上中性粒细胞，可诊断急性宫颈炎。对急性宫颈炎者应做淋病奈瑟菌及沙眼衣原体的检测，以明确病原体。

（1）检测淋病奈瑟菌常用的方法有：

①分泌物涂片革兰染色，查找中性粒细胞内有无革兰阴性双球菌。

②淋病奈瑟菌培养。

③核酸检测，PCR 技术检测淋病奈瑟菌的 DNA 片段。

（2）检测沙眼衣原体常用的方法有：

①衣原体培养。

②酶联免疫吸附试验检测沙眼衣原体抗原。

③核酸检测。

慢性宫颈炎的诊断

慢性宫颈炎是子宫颈部的慢性糜烂性或增殖性炎症，多由急性宫颈炎转化而来，也可无明显急性期表现。慢性宫颈炎是常见多发病。随年龄增长，慢性宫颈炎发病率明显提高；未婚妇女极少见。慢性宫颈炎主要是行经和性生活对宫颈的刺激所致。主要症状是白带增多，由于病原菌、炎症的范围及程度不同，白带的量、色、味及形状也不同，可呈乳白色黏液状，有时也呈淡黄色脓性，如有息肉形成则可有血性白带或性交后出血。当炎症沿子宫骶韧带向盆腔扩散时，则出现腰、骶部疼痛，下腹坠胀或痛经等。其导致的黏液脓性白带不利于精子穿过，可致不孕。检查时，可见子宫颈呈不同程度的糜烂、息肉、裂伤、外翻、腺体囊肿、肥大等改变。

慢性宫颈炎的诊断要点如下：

（1）白带增多、黏稠，或成脓性，或带血丝。临床分为宫颈糜烂（轻度、中度、重度糜烂），以及宫颈息肉和宫颈腺滤泡囊肿，其中，以宫颈糜烂最多见。

（2）阴道分泌物明显增多，或黄或红，或呈脓性，气味腥臭。

（3）伴性交痛，性交后阴道出血，下腹坠痛。

（4）严重慢性宫颈炎患者有接触性出血，并导致不孕，结合阴道内窥镜的肉眼观察，即可诊断本病。

因慢性炎症的症状常为其他妇科病所掩蔽，常和阴道炎、附件炎同时发病，故多在例行妇科检查时发现。此外，要作宫颈涂片或活检，排除恶性病变。

急性盆腔炎的诊断

急性盆腔炎的诊断并不困难，根据病史、症状和体征，一般即可做出诊断。但有时需与子宫内膜异位症、盆腔结核、异位妊娠及卵巢肿瘤等相鉴别。

1. 诊断依据

（1）近期内有流产、分娩、妇科手术或慢性盆腔炎史及月经期处理不当病史。

（2）寒战、高热，体温超过38.3℃，头痛、精神不振、食欲差，以及下腹疼痛、白带增多等表现。

（3）腹肌紧张，两下腹压痛及反跳痛，内诊子宫增大，有压痛、盆腔包块、脓肿，宫颈举痛或子宫压痛或附件区压痛等。

（4）宫颈或阴道异常，黏液性脓性分泌物，阴道分泌物0.9%氯化钠溶液涂片见大量白细胞。

（5）白细胞总数及分类增高，红细胞沉降率升高，血C反应蛋白升高，实验室证实的宫颈淋病奈瑟菌或衣原体阳性，子宫内膜活检组织学证实子宫内膜炎，阴道超声或核磁共振检查显示输卵管增退，输卵管积液伴或不伴有盆腔积液，输卵管卵巢肿块，以及腹腔镜检查发现盆腔炎性疾病征象。

（6）排除了阑尾炎、异位妊娠、卵巢囊肿蒂扭转或破裂等急腹症。

2. 辅助检测方法

（1）分泌物直接涂片取样：可为阴道、宫颈管分泌物，或尿道分泌物，或腹腔液（经后穹窿、腹壁，或经腹腔镜获得），做直接薄层涂片，干燥后以美蓝或革兰染色。凡在多形核白细胞内见到革兰阴性双球菌者，则为淋病感染。因为宫颈管淋菌检出率只有 67%，所以涂片阴性并不能排除淋病存在，而阳性涂片是很有特异性的。沙眼衣原体的镜检可采用荧光素单克隆抗体染料，凡在荧光显微镜下观察到一片星状闪烁的荧光点即为阳性。

（2）病原体培养：标本来源同上，应立即或在 30 秒内将其接种于 Thayer－Martin 培养基上，置 35℃ 温箱培养 48 小时，以糖酵解进行细菌鉴定。新的相对快速的衣原体酶测定代替了传统的衣原体的检测方法，也可用哺乳动物细胞培养进行对沙眼衣原体抗原检测。此法系酶联免疫测定。敏感性平均为 89.5%，有 98.4% 的特异性。细菌学培养还可以得到其他需氧和厌氧菌株，并作为选择抗生素的依据。

（3）后穹窿穿刺：后穹窿穿刺是妇科急腹症最常用且有价值的诊断方法之一。通过穿刺，所得到的是腹腔内容或子宫直肠窝内容，如正常腹腔液、血液（新鲜、陈旧、凝血丝等）、脓性分泌物或脓汁，都可使诊断进一步明确，穿刺物的镜检和培养更属必要。

（4）超声波检查：主要是 B 型或灰阶超声扫描、摄片。这一技术对于识别来自输卵管、卵巢及肠管粘连一起形成的包块或脓肿有 85% 的准确性。但轻度或中等度的盆腔炎很难在 B 型超声影像中显示出特征。

（5）腹腔镜检：如果不是弥漫性腹膜炎，患者一般情况尚好，腹腔镜检可以在盆腔炎或可疑盆腔炎以及其他急腹症患者施行，腹腔镜检不但可以明确诊断和鉴别诊断，还可以对盆腔炎的病变程度进行初步判定。

（6）男性伴侣的检查：这有助于女性盆腔炎的诊断。可取其男性伴侣的尿道分泌物作直接涂片染色或培养淋病双球菌，如果发现阳性，则是有力的佐证，特别在无症状或症状轻者。或者可以发现有较多的白细胞。如果对所有盆腔炎患者的男性伴侣给予治疗，不论他们有无尿道炎症状，则对减少复发显然是非常有意义的。

慢性盆腔炎的诊断

慢性盆腔炎大多继发于急性盆腔炎，因治疗不彻底，病情迁延而致；或患者体质较差，病原菌毒力较弱，初起即为慢性，是妇科常见病。临床常见类型有：慢性输卵管炎与输卵管积水、输卵管卵巢炎及输卵管卵巢囊肿、盆腔结缔组织炎。本病病情较顽固，不易彻底治愈，易反复急性发作，严重影响妇女的身心健康，给患者造成极大痛苦。在妇科门诊，慢性盆腔炎患者日趋增多，并且发病年龄越来越年轻。慢性盆腔炎患者主要是以不孕症、宫外孕等疾病就诊时被发现的，可见很多患者对慢性盆腔炎的认识不多，也没引起足够的重视诊断。

1. 涉及范围

盆腔炎的范围主要局限于输卵管、卵巢和盆腔结缔组织。

2. 常见的有以下类型

（1）输卵管炎：是盆腔炎中最为常见的。输卵管黏膜与间质因炎症破坏，使输卵管增粗、纤维化而呈条索状或进而使卵巢、输卵管与周围器官粘连，形成质硬而固定的肿块。

（2）输卵管积水与输卵管卵巢囊肿：输卵管发炎后，伞端粘连闭锁，管壁渗出浆液性液体，潴留于管腔内形成输卵管积水。输卵管积脓的脓液吸收后，也可形成输卵管积水。如果同时累及卵巢则形成输卵管卵巢囊肿。

（3）慢性盆腔结缔组织炎：炎症蔓延到宫旁结缔组织和子宫骶韧带处最多见。局部组织增厚、变硬、向外呈扇形散开直达盆壁，子宫固定不动或被牵向患侧。

3. 慢性盆腔炎的诊断标准

（1）主要症状：腰骶部疼痛或下腹痛，或因长时间站立、过劳、性交，或经前期加重，重者影响工作。或有白带增多、月经紊乱、经血量多、痛经、性交不快，输卵管阻塞、不孕等。日久或有体质虚弱，精神压力大，常合并神经衰弱。

（2）妇科检查：子宫常呈后位，活动受限或粘连固定，有压痛。输卵管炎时在宫体旁可触及条索状物，有压痛。输卵管积水或输卵管卵巢囊肿，可在盆腔触到囊性肿物，活动受限，有压痛。盆腔结缔组织炎时，则子宫一侧或两侧有片状增厚，有压痛，子宫骶骨韧带增粗、变硬，有压痛。

（3）B超：两侧附件增宽、增厚，或有炎性肿物。

（4）子宫输卵管碘油造影：显示输卵管部分或完全阻塞。

根据（1）、（2）两项，加（3）、（4）项中的一项，即可诊断慢性盆腔炎。

4．与他病鉴别

有急性盆腔炎史以及症状和体征者，诊断多无困难，但有时患者症状较多，而无明显盆腔炎病史及阳性体征，此时对慢性盆腔炎的诊断须慎重，以免轻率做出诊断造成患者思想负担。常需要和以下几种疾病相鉴别：

（1）子宫内膜异位症：主要表现是继发渐进性痛经，伴月经失调或不孕。若在子宫后壁、子宫骶骨韧带、后陷凹处有触痛性结节，即可诊断。此外，慢性盆腔炎久治无效者，应考虑有内膜异位症的可能。

（2）盆腔瘀血综合征：表现为腰骶骨部疼痛及小腹坠痛，向下肢放射，久站及劳累后加重。检查宫颈呈紫蓝色，但子宫及附件无异常，症状与体征不符。通过盆腔静脉造影可以确诊。

（3）卵巢肿瘤、卵巢恶性肿瘤：亦可表现为盆腔包块，与周围粘连，不活动，有压痛，与炎性包块易混淆。但其一般健康情况较差，病情发展迅速，疼痛为持续性，与月经周期无关。B超检查有助于诊断。

非特异性外阴炎的诊断

非特异性外阴炎为不是由于特定致病菌引起的炎症，而是由于外阴不洁或者是异物刺激引起的非特异性炎症。由于外阴与尿道肛门邻近，经常受经血、阴道分泌物、尿液粪便刺激者不注意皮肤清洁易引起外阴炎；其次糖尿病患者糖尿刺激，粪瘘患者粪便刺激及尿瘘患者尿液长期浸渍等，易引起外阴炎；此外穿紧身化纤内裤，经期使用卫生巾导致局部通透性差，局部潮湿，均可引起非特异性外阴炎。

炎症多发生于小阴唇内外侧，严重时整个外阴受累。外阴肿胀、充血，重者有糜烂、成片的湿疹，甚至有溃疡形成。外阴有灼热感、瘙痒或疼痛，排尿时症状加重。慢性炎症时皮肤增厚、粗糙，可有皲裂，伴瘙痒。

根据病史及临床表现不难诊断，但需常规检查阴道分泌物有无滴虫、霉菌等。必要时查尿糖。年轻患者需要查大便有无蛲虫卵。

本病的诊断标准如下：

1．病史

有糖尿病、尿、粪瘘史，不良卫生习惯史。

2．临床表现

（1）症状

①外阴部瘙痒、甚至疼痛，灼热感或排尿痛，于性交、排尿排便时加重。

②外阴部皮肤及黏膜充血，局部肿胀，出现溃疡或湿疹，常有抓痕。急性炎症时小阴唇内外侧红肿，有时呈片状湿疹，严重时可见脓疱形成或有浅小溃疡。

③外阴部出现毛囊炎及疖肿。

④慢性炎症时皮肤增厚、粗糙，伴瘙痒，甚至有苔藓样变。有时腹股沟淋巴结肿大。

（2）体征

①外阴部疼痛：患者先感到外阴不适，继则出现瘙痒及疼痛，或有灼热感而不自主地搔抓。于排尿及有其他分泌物刺激后加重。

②外阴部充血：外阴的皮肤及黏膜多有不同程度的充血肿胀，甚至出现糜烂，或形成大片的湿疹，经搔抓后可有渗出及感染。

③外阴毛囊炎及疖病：常以与囊毛发为中心形成脓肿或与其他邻近的小脓疱相融合，致使外阴高度肿胀及疼痛。向深部组织发展可以形成疖病。

④慢性炎症时皮肤增厚、粗糙，可有皲裂伴瘙痒。

⑤排除阴部以上所见外，还应着重检查阴道及尿道口、尿道旁腺，并注意有无尿瘘或粪瘘。

3．实验室诊断

（1）阴道分泌物检查，以排除有霉菌、滴虫、淋菌感染。

（2）检查大便虫卵，以排除有蛲虫感染。

（3）尿糖定性，以排除有糖尿病。

4．需要与以下疾病鉴别诊断

（1）外阴溃疡：主要表现为外阴部局部破溃，多为一个或数个。继发感染时可有脓苔。可单独出现，也可能为外阴结核、外阴癌、梅毒等病的主要表现。

（2）外阴瘙痒：表现为外阴部局限性病痒，无原发的皮肤损害，瘙痒严重时，患者可坐卧不安，甚至影响生活及工作。

（3）外阴白色病变：主要表现为外阴组织变性及色素改变，外阴部及肛周皮肤、黏膜因色素脱失而变白，常对称，有奇痒。病程日久可能出现皮肤、黏膜干燥，易皲裂，失去弹性，外阴病变部分组织萎缩甚至消失，阴道口变窄。

（4）婴幼儿外阴炎及霉菌性外阴炎。

前庭大腺脓肿的诊断

前庭大腺位于两侧大阴唇下方，腺管开口于小阴唇内侧靠近处女膜处，在性交、分娩或其他情况污染外阴部时，病原体首先侵犯腺管，导致前庭大腺导管炎，腺管开口往往因肿胀或渗出物凝聚而阻塞，脓液不能外流，积存形成脓肿称为前庭大腺脓肿。本病多发生于生育期年龄，婴幼儿及绝经后很少发生。病原体多半为葡萄球菌、大肠埃希菌、链球菌及肠球菌，少数为淋球菌。

根据病史及局部外观与指诊，一般不难诊断。但同时亦应注意尿道口及尿道旁腺有无异常。由于剧痛，阴道窥器检查已不可能，如无必要，可暂不进行。一般应在前庭大腺开口处及尿道口、尿道旁腺各取分泌物作涂片查病原菌。

本病的诊断标准为：

（1）外阴一侧疼痛、肿胀，形成脓肿时疼痛剧烈，可伴发热等全身症状。

（2）大阴唇下 1/3 处局部发红，触痛明显，肿胀，若形成脓肿，多呈鸡蛋至苹果大小肿块，常为单侧性。肿块表面皮肤发红变薄，周围组织水肿，炎症严重时可向会阴部及对侧外阴部发展。局部触痛明显，有波动感，腹股沟淋巴结多肿大。

脓肿如不及时进行处理，偶可向后侧方向扩散，形成直肠周围脓肿，有时甚至向直肠溃破。前庭大腺炎急性期后，由于腺管口阻塞，腺内分泌液不能排出而潴留，可形成前庭大腺囊肿。

外阴阴道假丝酵母菌病的诊断

外阴阴道假丝酵母菌病，也称外阴阴道念珠菌病。在一些文章中常常出现霉菌性阴道炎的诊断，霉菌性阴道炎早在人教版教科书本科五版诊断为外阴阴道念珠菌病，六版教科书诊断为外阴阴道假丝酵母菌病，也称外阴阴道念珠菌病。

典型病例不难诊断，见下：

（1）主要表现为外阴瘙痒、灼痛，严重时坐卧不宁，异常痛苦，还可伴有尿频、尿痛及性交痛。

（2）部分患者阴道分泌物增多，阴道分泌物特征为白色稠厚呈凝乳或豆腐渣样，由脱落上皮细胞和菌丝体、酵母菌和假菌丝组成。

（3）若为外阴炎，妇科检查外阴可见红斑、水肿，常伴有抓痕。若为阴道炎，阴道黏膜可见水肿、红斑，小阴唇内侧及阴道黏膜上附有白色块状物，擦除后露出红肿黏膜面，急性期还可能见到糜烂及浅表溃疡。

（4）阴道 pH < 4.5。

（5）显微镜检查芽生孢子及假菌丝，少量白细胞。

若在分泌物中找到白假丝酵母菌即可确诊。取少许凝乳状分泌物，放于盛有 10% 氢氧化钾玻片上，混匀后在显微镜下找到芽孢和假菌丝。由于 10% 氢氧化钾可分解其他细胞成分，使假丝酵母菌检出率提高，阳性率为 70% ～ 80%，高于生理盐水的 30% ～ 50%。此外，可用革兰染色检查。若有症状而多次湿片检查为阴性，或为顽固病例，为确诊是非白假丝酵母菌感染，可采用培养法。pH 测定具有重要鉴别意义，若 pH < 4.5，可能为单纯假丝酵母菌感染；若 pH > 4.5，并且涂片中、有多量白细胞，可能存在混合感染。

复杂性外阴阴道假丝酵母菌病的诊断

复杂性外阴阴道假丝酵母菌病包括复发性外阴阴道假丝酵母菌病、重度外阴阴道假丝酵母菌病、非白色假丝酵母菌病所致的外阴阴道假丝酵母菌病，或宿主合并有未控制的糖尿病、免疫抑制和衰竭患者。

复杂性阴阴道假丝酵母菌病诊断如下。

1. 临床表现

（1）症状外阴瘙痒、灼痛，可伴有尿频、尿痛以及性交痛等症状，白带增多。

（2）体征外阴潮红、水肿，可见抓痕或皲裂，小阴唇内侧及阴道黏膜附着白色膜状物，阴道内可见较多的白色豆渣样分泌物。

2. 实验室检查

（1）悬滴法 10% 氢氧化钾悬滴镜检：菌丝阳性率 70% ～80%，生理盐水法阳性率低，不推荐。

（2）涂片法革兰染色后镜检，菌丝阳性率 70% ～80%。

（3）培养法 RVVC 或有症状但多次显微镜检查阴性者应采用培养法诊断。

（4）测定 pH 有重要的鉴别意义。若 pH < 4.5 可能为单纯性 VVC，pH > 4.5 并且涂片中有多量白细胞，可能存在混合感染。

急性子宫内膜炎和子宫体炎的诊断

急性子宫内膜炎是指子宫体的内膜发炎，多由于产时感染、流产、宫腔内手术、坏死的内膜息肉、黏膜下子宫肌瘤等引起。子宫体炎与子宫内膜炎临床表现相同，是子宫内膜炎病变的进一步发展。因此，无子宫内膜炎的单纯子宫体炎几乎是不存在的。子宫体炎一般疗程稍长，病理检查可见炎症侵入到子宫体。

1. 急性子宫内膜炎参考诊断标准

（1）临床表现　急性子宫内膜炎和子宫肌炎的患者，一般症状都比较轻微，常常被忽略，可有低热，体温在 37℃ 以上，很少超过 38℃。阴道有持续少量流血，分泌物量多，呈脓性或淡血性，如为厌氧菌的混合感染，则有臭味。腹痛症状多不明显。炎症累及子宫肌层时，各种症状加重，可有突然下腹疼痛，明显持续下腹疼痛可向双侧大腿放射，白带增多，伴发热（体温为

38~40℃），脉搏增快（120~140 次/分）。妇科检查，子宫颈口有大量脓、血性分泌物外溢，子宫颈举痛，子宫体稍大。如发生在产后、剖宫产后或流产后则有恶露长期不净。治疗不及时炎症可发展为附件炎、结缔组织炎，甚至败血症。

（2）实验室检查周围血白细胞升高，总数在 10.0×10^9/L 以上，中性粒细胞超过 0.80，宫颈分泌物培养有致病菌生长。

（3）病理学检查子宫内膜充血、水肿，有炎性渗出物，严重者内膜坏死，脱落形成溃疡，镜下见大量白细胞浸润，镜检符合急性子宫内膜炎改变，炎症向深部侵入形成子宫肌炎。

2. 需要和急性子宫颈炎相鉴别

急性子宫颈炎亦表现为白带增多、脓性白带，但以宫颈局部充血、水肿并有触痛为其特征；急性子宫颈炎多与急性子宫内膜炎、急性阴道炎同时发生，此时，多为同一致病菌感染、浸润、扩散所致。

慢性子宫内膜炎和子宫肌炎的诊断

慢性子宫内膜炎和子宫肌炎主要是由急性子宫内膜炎和子宫肌炎治疗不当或致病菌对药物不敏感所致。临床上较为少见，常有宫内的分泌物经过子宫口流出体外，而症状不甚明显，仅有少部分患者因防御机制受损，或病原体作用时间过长，或对急性炎症治疗不彻底而形成。

1. 诊断依据

（1）盆腔区域疼痛。约有 40% 患者主诉在月经间歇期间有下腹坠胀痛、腰骶部酸痛。

（2）白带增多。由于内膜腺体分泌增加所致。一般为稀薄水样，淡黄色，有时为血性白带。

（3）月经过多。经期仍规则，但经量倍增，流血期亦显著延长。仅有极少数患者由于大量流血而引起贫血，可能由于内膜增厚及炎症充血所致。不规则出血者不多见，有时偶可出血数小时或持续 1~2 天即停止。

（4）痛经。较多发生于未产妇，但严重痛经者极少，可能由于内膜过度增厚，阻碍组织正常退变坏死，刺激子宫过度痉挛性收缩所致。

（5）体征轻度炎症时，双合诊可无异常发现。当子宫积脓时，查子宫呈球形增大，柔软并有压痛；窥阴器检查可见宫颈排出血性脓液，奇臭。

（6）病理检查

①标本大体肉眼观察子宫内膜肿胀、苍白。

②镜下检查内膜间质内有很多浆细胞及淋巴细胞浸润。值得指出的是，较多的浆细胞出现对诊断极为重要。炎症时间较久者可见纤维母细胞及毛细血管增生。

临床表现并无特殊，但如结合感染病史、白带与月经量增多、盆腔区域隐痛及痛经这四大症状，对诊断有很大价值。诊断性刮宫可确定发病原因及排除恶性病变。

2. 与他病鉴别

慢性子宫内膜炎需要与以下疾病相鉴别：

（1）子宫内膜结核。子宫内膜结核有下腹坠痛、白带增多、月经量多等类似慢性子宫内膜炎的症状；但前者在活动期可有低热、盗汗、乏力等症，晚期可出现月经稀少、甚至闭经，大多丧失生育能力。临床上可通过诊断性刮宫或子宫输卵管造影协助诊断。

（2）子宫内膜息肉。子宫内膜息肉以月经过多、经期延长为特点，发生感染或坏死时，可有不规则出血、脓性白带等。诊断有困难时，可通过诊断性刮宫、宫腔镜检查或取活检协助诊断。

（3）子宫内膜癌。子宫内膜癌以黄水样或血样白带为特点，感染时可有不规则出血及脓性白带，晚期可出现疼痛、贫血、消瘦、恶液质等。临床可采用分段诊断性刮宫的方法，进行病理学诊断，还可通过子宫镜检查的方法明确诊断。

急性输卵管卵巢炎的诊断

急性输卵管卵巢炎常有一定病因存在，如月经期卫生与性生活情况，故病史很重要，很多误诊常常是由于忽略仔细询问病史。卵巢很少单独发炎，但可与发炎的输卵管伞端粘连而发生卵巢周围炎称输卵管卵巢炎，习称附件炎。炎症可通过卵巢排卵的破孔侵入卵巢实质形成卵巢脓肿，脓肿壁与输卵管积脓粘连并穿通，形成输卵管卵巢脓肿（TOA）。TOA可为一侧或两侧病变，约半数是在可识别的急性盆腔炎性疾病初次发病后形成，另一部分是屡次急性发作或重复感染而形成。输卵管卵巢炎多发生于生育期年龄，以25～35岁发病率最高，青春期前后少女及更年期妇女很少见。

1. 诊断依据

（1）主要症状：下腹痛及发热是本病的典型症状。患者可先有发热然后感下腹痛，也可能两种症状同时发生。发热前可有寒战。一般在感染后2周内发病，先有全身乏力、食欲不振等全身症状，发病即出现高热，多为39～40℃，脉速为110～120次/分，可能有恶寒或寒战，两侧下腹部剧痛，大便时加重。有时并有小便疼痛、腹胀、便秘等，常有脓性白带。个别患者下腹痛可能较轻，因而不被患者注意。

（2）体征：急性病容，颜面潮红，腹部特别下腹部压痛明显，拒按，腹肌强直，反跳痛明显，并有鼓胀。

（3）妇科检查：阴道有脓性分泌物或为血性，宫颈多有程度不等的红肿。如为淋菌感染则在前庭大腺腺管外口、尿道口及宫颈外口处均可见到或挤压出脓液。双合诊时移动宫颈有剧痛。由于患者怕痛及腹壁紧张，往往不易查清盆腔内情况。如可扪清子宫，则一般子宫较固定，正常大或稍增大，有剧烈触痛。两侧附件区普遍触痛，一般不易摸清附件肿块。急性输卵管卵巢炎患者有时可伴发肝周围炎综合征，表现为右上腹或右下胸部痛，颇似胆囊炎或右侧胸膜炎的症状。淋菌或沙眼衣原体感染均有可能引起此种情况，而以后者更为可能。此症常被误诊为急性胆囊炎。

（4）当形成输卵管卵巢脓肿时，虽接受积极治疗，体温仍高，呈弛张热或稽留热，脉细速，腹膜刺激症状更为明显，且常有直肠压迫及疼痛感觉。妇科检查子宫及附件已触痛明显，在盆腔一侧或两侧可触到张力大而稍带囊感的疼痛包块。如脓肿位于子宫直肠窝，则阴道检查可感后穹窿饱满突出，肛诊时感觉更明显。

（5）输卵管卵巢脓肿向腹腔穿孔破裂时，患者突然感到剧烈疼痛，并持续加剧，可有恶心、呕吐、寒战。随后患者面色苍白，血压下降，脉搏微速，出冷汗等临床休克状态。检查腹部有弥漫性压痛、明显反跳痛及腹肌强直。腹式呼吸消失，并有腹胀、肠麻痹等症状，须紧急处理。如脓肿向直肠或阴道后穹窿穿破，则可由肛门或阴道排出多量脓液，此后病情即有明显好转。

（6）急性输卵管炎时，后穹窿穿刺测定腹水同种淀粉酶值/血清同种淀粉酶值的商 <1.5，腹水中白细胞计数明显增高；急性输卵管炎时，周围血白细胞总数及中性白细胞均明显增高，血沉亦增快；肉芽肿性输卵管炎时，周围血白细胞总数可正常，而淋巴细胞增多。

白细胞分类计数及血沉，对诊断有一定帮助。白细胞总数在（20～25）×10^9/L，中性白细胞在 0.8～0.85 以上且有毒性颗粒，提示有脓肿存在。如白细胞总数在（10～15）×10^9/L，可能尚无脓肿，应反复检查数次，一次检查有时不够准确。血沉超过 20～30mm/h，亦常有脓肿形成的线索。但仍宜结合临床表现及局部检查，综合分析判断。某些生殖器官的黏膜，如输卵管及宫颈管黏膜等可产生一种有别于胰腺所产生的淀粉酶，此种生殖淀粉酶与唾液淀粉酶不易区别。现已发现在子宫直肠陷凹处的腹水中，存在此种非胰腺产生的淀粉酶，包括生殖与唾液淀粉酶称为同种淀粉酶，其正常值为300U/L。当输卵管黏膜受炎症损害时，则腹水中的同种淀粉酶的含量即明显降低，降低程度与炎症的严重程度成正比，可降至40U/L 左右，但患者的血清同种淀粉酶值仍维持在 140U/L 左右。故对可疑急性输卵管炎患者，可行阴道后穹窿处穿刺取少许腹水以测定同种淀粉酶值，同时取患者血以测定酶值。凡腹水同种淀粉酶值/血清同种淀粉酶的商 <1.5 者，大多数均被手术证明为急性输卵管炎患者。此项检查已被认为是对急性输卵管炎较可靠的辅助诊断方法。

2. 与他病鉴别

急性输卵管卵巢炎临床表现为急腹症，应与急性阑尾炎、输卵管妊娠破裂、卵巢囊瘤蒂扭转及急性肾盂炎相鉴别。

（1）与急性阑尾炎鉴别：右侧病灶较为严重的输卵管卵巢炎易与急性阑尾炎相混淆。但急性阑尾炎腹痛开始于脐周围，数小时或稍长时间后即局限于马氏点；而急性输卵管卵巢炎开始即局限于下腹部两侧。急性阑尾炎常伴有恶心、呕吐症状，而输卵管卵巢炎可有可无。急性阑尾炎仅有轻度发烧，而白细胞增高较为明显。检查时阑尾炎压痛点在马氏点，而在输卵管炎压痛处较低且为双侧。阑尾穿孔伴发腹膜炎时鉴别较困难，这时腹痛、触痛、腹肌紧张均累及整个下腹部，极似输卵管卵巢炎。盆腔检查虽可有触痛及抵抗感，但其剧烈程度似不及急性输卵管卵巢炎，后者有时还可触到附件肿大或附件脓肿。但有时阑尾炎波及同侧子宫附件或阑尾穿孔后形成盆腔脓肿，则不易鉴别，需要剖腹探查。

（2）与急性肾盂炎鉴别：肾脏虽位于骨盆之上，但严重的急性肾盂炎，有时症状极似急性附件炎。肾盂炎疼痛主要在上腹部，但可波及满腹，肾区肋椎角有显著触痛及叩击痛，同时可有高热；但患者痛苦情况不如附件炎及阑尾炎严重。小便（中段尿或导尿标本）检查有脓细胞、红细胞。

（3）与输卵管妊娠流产或破裂及卵巢囊瘤蒂扭转的鉴别：输卵管妊娠流产或破裂，尿 HCG 为阳性。卵巢囊肿扭转既往有囊肿存在，在体位改变时突然出现急腹痛。

慢性输卵管卵巢炎的分类诊断及临床表现

输卵管卵巢炎的急性期，若治疗延误或不彻底，迁延日久则形成慢性，如：①慢性输卵管炎，部分患者下腹压痛，以髋凹处明显。②输卵管通液试验，对于不孕、其他症状轻微、妇科检查见宫旁组织稍增厚而无包块者，可做输卵管通液试验；输卵管不通时，可诊断为慢性输卵管炎。

1. 分类

慢性输卵管卵巢炎的病变类型大致可发为 4 种：输卵管积水、输卵管积脓、附件炎块及间质性输卵管炎。

（1）输卵管积水及输卵管卵巢囊肿：输卵管积水系输卵管内膜炎引起伞端闭锁，管腔中渗出液积聚而成。有的则为输卵管积脓，部分日久脓液吸收液化，呈浆液状，演变成输卵管积水。如原为输卵管卵巢脓肿则形成输卵管卵巢囊肿（积水）。此外，有时因卵巢周围炎使卵泡破裂受阻而形成卵泡囊肿，或卵泡破裂时细菌乘虚而入，形成炎性积液，以后又与输卵管积水贯通而成输卵管卵巢囊肿。输卵管积水常不甚大，直径均在15cm以下，与输卵管积脓一样，呈曲颈瓶状。输卵管卵巢积水直径可达10~20cm。两者都见于炎症多年不复发的病例。外表光滑，管壁因膨胀而菲薄透亮。输卵管积水一般有纤细膜样索条与盆腔腹膜粘连，但个别游离。由于远端膨大较重，偶以近端（峡部）为轴，发生输卵管积水扭转，以右侧多见。输卵管积水常为双侧性。其子宫端有时仅疏松闭塞，因而作子宫输卵管碘油造影时，X线透视或摄片可显示典型的输卵管积水影像；少数病例诉称偶有突发性多量或间断性少量水液自阴道排出，可能为输卵管积水腔内压力增大，积液冲出疏松闭塞的输卵管口所致。大量阴道排液后盆腔检查，可发现原有之包块消失。

（2）输卵管积脓、输卵管卵巢脓肿：输卵管积脓日久不消；可反复急性发作。尤其与盆腔内的肠管紧密相连，大肠埃希菌渗入而继发混合感染。机体抵抗力减弱时，遗留的输卵管积脓亦可受到外界的激惹。如患者过于劳累、性生活、妇科检查等而急性发作。月经前后由于局部充血亦可复发。由于反复发作，输卵管壁高度纤维化而增厚，并与其邻近器官（子宫、阔韧带后叶、乙状结肠、小肠、直肠、盆底或骨盆侧壁）粘连。如经治疗后稳定，脓液除液化形成输卵管积水外，亦可日益黏稠，并渐渐被肉芽组织所代替，偶可发现钙化或胆固醇结石。

（3）附件炎块慢性输卵管卵巢炎症：可呈炎性纤维化增生而形成较坚实的炎块。一般较小，如与肠管、大网膜、子宫、盆腔腹膜、膀胱等共同粘连，可形成一大包块。包块亦可在盆腔炎症的手术后形成。此时以保留的器官，如卵巢或部分输卵管、盆腔结缔组织或子宫残端为中心，肠管、大网膜等与之粘连。如已成慢性炎块，欲使其炎症彻底消散或包块完全消失，则较为困难。

（4）慢性间质性输卵管炎：为急性间质性输卵管炎遗留的慢性炎症病变，多与慢性卵巢炎并存。可见双侧输卵管增粗、纤维化，在其肌层中、腹膜下可有小脓灶残留。临床表现为附件增厚或条索状增粗。镜检输卵管各层均有淋巴细胞、浆细胞广泛浸润。此外尚可形成一种峡部结节性输卵管炎，是输卵管慢性炎症病变的残留。病变主要局限于输卵管峡部。这类病例在峡部出现明显的结节，结节有时可能很大，类似宫角的小纤维样肿瘤。镜检肌层异常增厚，管腔内膜皱襞可分别卷入肌层，形似子宫内膜异位症，可由其缺乏子宫内膜间质而区别，个别肌层有淋巴细胞、浆细胞浸润。

2.临床表现

（1）腹痛下腹有不同程度疼痛。多为隐性不适感，腰背部及骶部酸痛、发胀，有下坠感，常因劳累而加剧。由于盆腔粘连，可能有膀胱、直肠充盈痛或排空痛，或其他膀胱直肠刺激症状，如尿频、里急后重等。

（2）月经不调。以月经过频、月经量过多为最常见，可能是盆腔充血及卵巢功能障碍的结果。由于慢性炎症导致子宫纤维化、子宫复旧不全或粘连所致的子宫位置异常等，均可引起月经过多。

（3）不孕症。输卵管本身受到病损的侵害，形成阻塞而致不孕，以继发不孕较为多见。

（4）痛经。因盆腔充血而致成瘀血性痛经，多半在月经前1周开始即有腹痛，越临近经期越重，直到月经来潮。

（5）其他。如白带增多、性交疼痛、胃肠道障碍、乏力、劳动受影响或不耐久劳、精神神经症状及精神抑郁等。

（6）体征

①腹部检查。除两侧下腹部可有轻度触痛外，很少有其他阳性发现。

②妇科检查。子宫颈多有糜烂、外翻，有黏液脓性白带。子宫常后倾或后屈，活动度较正常为差，一般移动宫颈或宫体有疼痛感，轻症仅在双侧附件处触得增厚条索状输卵管；重者则可在盆腔两侧或子宫后侧方扪及大小不等、不规则和固定的包块，多有压痛。壁厚实而粘连，严重的囊性肿块多为脓肿；壁薄、张力大而稍能活动者，多为输卵管积水。

根据上述的症状和体征可做出诊断。

3.与他病鉴别

慢性输卵管卵巢炎需要与以下几种疾病相鉴别。

（1）与陈旧性宫外孕鉴别。两者病史不同，陈旧性宫外孕常有月经短期延迟，突然下腹部疼痛，伴有恶心、头晕甚至晕厥等内出血症状，可自行减轻，甚至恢复正常生活，以后又有反复多次突发性腹痛，发作后时有隐痛及下坠感。自觉下腹部有包块，阴道有持续少量流血等，都与慢性附件炎有别。

双合诊：包块多偏于一侧，质实而有弹性，形状极不规则，压痛较炎症轻，可通过后穹窿穿刺吸出陈旧性血液或小血块而得到确诊。

（2）与子宫内膜异位症鉴别，有时很难鉴别，因共有痛经、月经多、性交痛、排便痛、不孕及盆腔包块、粘连等体征而易混淆。仔细询问病史，子宫内膜异位症之痛经为渐进性，愈来愈剧烈，经前开始，经期剧烈并持续至经后数日，多为原发不孕，无白带增多及炎症病史。双合诊附件增厚，与后倾子宫的后壁粘连，如子宫骶韧带出现触痛性结节则易诊断，慢性输卵管卵巢炎常缺乏这一体征，可通过子宫输卵管造影或腹腔镜检查，以得出正确诊断。

盆腔脓肿的诊断

盆腔处于腹腔最低部位，腹腔内炎症渗出物或脓液易流入其间，而形成盆腔脓肿。输卵管积脓、卵巢积脓、输卵管卵巢脓肿以及由急性盆腔腹膜炎与急性盆腔结缔组织炎所致的脓肿均属盆腔脓肿的范畴。

盆腔脓肿的临床表现有以下几项：

（1）急性腹膜炎经治疗体温又复升高，脉快。

（2）下腹部坠胀不适或钝痛，大便次数增多，黏液便及里急后重等直肠刺激症状。

（3）可有尿频、尿急、尿痛等膀胱刺激症状。

（4）下腹有压痛，直肠指检括约肌松弛，直肠前壁饱满，有触痛，有波动感。

如是盆腔炎性包块或脓肿，可通过后穹窿穿刺抽脓，有助于诊断。腹部B超或直肠B超检查可帮助明确脓肿的诊断、脓肿的大小及位置等。必要时作CT扫查，帮助进一步明确诊断。诊断依据如下：

（1）腹膜炎经治疗后症状一度好转又出现发热，下腹坠胀钝痛及直肠刺激症状。

（2）白细胞总数及中性粒细胞增高。

（3）B超及CT提示盆腔有脓腔存在。

（4）直肠前壁（已婚者经后穹窿）穿刺抽到脓液。

盆腔结缔组织炎的诊断

病原体经淋巴管进入盆腔结缔组织而引起结缔组织充血、水肿及中性粒细胞浸润，以宫旁结缔组织炎最常见，开始局部增厚，质地较软，边界不清，以后向两侧盆壁呈扇形浸润，若组织化脓形成盆腔腹膜外脓肿，可自发破入直肠或阴道。

盆腔结缔组织包括子宫两侧和膀胱前间隙等处的结缔组织以及盆腔腹膜后的结缔组织。盆腔腹膜后结缔组织与整个腹膜后的结缔组织相连。这些部位的结缔组织之间并无可以区别的界线。主韧带、子宫骶骨韧带中也含有较多的结缔组织。发生于子宫旁的结缔组织炎最为常见，并可以扩散至其他部位。

如果炎症初发于盆腔结缔组织，即为原发性盆腔结缔组织炎；如果继发于严重的输卵管卵巢炎和盆腔腹膜炎之后，则为继发性盆腔结缔组织炎。

根据发病的缓急不同，又使盆腔结缔组织炎有急性和慢性之分。

（1）急性：一般是在被感染后的1周至半个月时间内出现症状。开始有发热、畏寒、下腹部疼痛呈持续性，疼痛剧烈，触压之痛感更甚，还伴有腰部酸痛、下坠。发病后持续发高热，伴之寒战。炎症迁延到盆腔、腹膜时，疼痛可放射至臀部及大腿。妇科检查可发现子宫周围组织，尤其是子宫前方组织水肿，增厚严重并有压痛感，活动受限，下腹部有压痛、反跳痛且有腹部肌肉紧张。如果患者病起于子宫全切除手术之后，可以发现阴道断端处有脓性或脓血性渗出物，阴道周围已感染。若已形成脓肿，则可于子宫侧方、后方扪及包块，有压痛。血常规检查：白细胞及中性粒细胞显著增高；血沉增快。

（2）慢性：患慢性盆腔结缔组织炎时，如果病情较轻，患者可以无明显不适，常见的症状为下腹部时有隐痛或胀痛，及性交痛。由于可能并发骶髂关节炎，患者可有腰骶部酸痛。妇科检查：宫骶韧带增厚，有触痛，子宫可以偏向盆腔左侧或右侧，活动受限；一侧或双侧宫旁组织增厚，有压痛。病情严重时，由于纤维组织增生，使盆腔结缔组织变硬，子宫可以完全固定不动。

盆腔结缔组织炎的诊断应根据发热、腹痛的症状，再结合妇科检查盆腔坚硬，压痛明显，急性者宫体触及不清，慢性者可触及炎性包块，子宫明显移位、固定，形成冰冻骨盆等体征来确诊。化验室检查白细胞总数增加，中性细胞增多，血沉加快。

围绝经期综合征的检查

（1）血清卵泡刺激素值及雌二醇值测定：应检查血清卵泡刺激素及雌二醇值了解卵巢功能。绝经过渡期血清卵泡刺激素 >10 单位/升，提示卵巢储备功能下降，闭经；卵泡刺激素 >40 单位/升并且雌二醇值 <10～20 单位/毫升，提示卵巢功能衰竭。

（2）氯米芬兴奋试验：月经第五日口服氯米芬，每日 50 毫克，共 5 日，停药第 1 日测血清卵泡刺激素 >12 单位/升，提示卵巢储备功能降低。

（3）X 线检查：表现出骨质疏松。

闭经的检查

（1）药物撤退试验

①孕激素试验。为评估内源性雌激素水平的简单、快速方法。用黄体酮注射液，每日肌内注射 20 毫克，连续 5 日；或口服甲羟孕酮，每日 10 毫克，连用 5 日。停药后 3～7 日出现撤药出血（阳性反应），提示子宫内膜已受一定水平的雌激素影响，但无排卵，外源性孕激素使其发生分泌期变化，停药后内膜剥脱而出血。若孕激素试验无撤药出血（阴性反应），说明患者体内雌激素水平低下，以致对孕激素无反应，应进一步做雌、孕激素序贯试验。

②雌、孕激素序贯试验。嘱患者每晚睡前服己烯雌酚 1 毫克或妊马雌酮 1.25 毫克，连续 20 日。为使停药后子宫内膜脱落完全，最后 5 日加用甲羟孕酮，每日口服 10 毫克，停药后 3～7 日发生撤药出血为阳性，提示子宫内膜

功能正常，对甾体激素有反应，闭经是由于患者体内雌激素水平低落所致，应进一步寻找原因。无撤药出血为阴性，则应重复一次试验；若仍无出血，提示子宫内膜有缺陷或被破坏，可诊断为子宫性闭经。

（2）子宫功能检查：主要了解子宫、子宫内膜状态及功能。

①诊断性刮宫。适用于已婚妇女，用以了解宫腔深度和宽度，宫颈管或宫腔有无粘连。刮取子宫内膜做病理学检查，可了解子宫内膜对卵巢激素的反应，还可确定子宫内膜结核的诊断，刮出物同时做结核菌培养。在子宫镜直视下观察子宫腔及内膜，更可准确诊断有无宫腔粘连、可疑结核病变，应常规取材送病理学检查。

②子宫输卵管碘油造影。了解子宫腔形态、大小及输卵管情况，用以诊断生殖系统发育不良、畸形、结核及宫腔粘连等病变。

（3）卵巢功能检查

①基础体温测定。黄体酮通过体温调节中枢使体温轻度升高，致使基础体温在正常月经周期中显示为双相型，即月经周期后半期的基础体温较前半期上升 $0.3 \sim 0.6℃$。提示卵巢有排卵或黄体形成。

②B 型超声监测。从周期第十日开始用 B 型超声动态监测卵泡发育及排卵情况最简便可靠。卵泡直径达 18～20 毫米时为成熟卵泡，估计在 72 小时内排卵。确定排卵的特征为卵泡突然消失或明显缩小；卵泡边缘模糊，卵泡内呈稀疏光点；直肠子宫陷凹可能出现游离液体。

③宫颈黏液结晶检查。雌激素使宫颈黏液稀薄，拉丝度延长，并出现羊齿植物叶状结晶。羊齿植物叶状结晶越明显、越粗，提示雌激素作用越显著。若涂片上见成排的椭圆体，提示在雌激素作用的基础上已受孕激素影响。

④阴道脱落细胞检查。观察表、中、底层细胞的百分比，表层细胞的百分率越高反映雌激素水平也越高。卵巢早衰者的涂片出现不同程度的雌激素低落或持续雌激素轻度影响。

⑤血甾体激素测定。雌二醇、黄体酮及睾酮的放射免疫测定。血黄体酮水平高，提示排卵。若雌激素浓度低，提示卵巢功能不正常或衰竭；若睾酮值高，提示有多囊卵巢综合征、卵巢男性化肿瘤或睾丸女性化等疾病可能。

⑥卵巢兴奋试验。又称尿促性素（HMG）刺激试验。每日用尿促性素

75~150单位，肌内注射，连用4日。自开始注射第六日起，用上述方法了解卵巢能否产生雌激素。若卵巢对垂体激素无反应，提示病变在卵巢；若卵巢有反应，则病变在垂体或垂体以上。

（4）垂体功能检查：雌、孕激素序贯试验阳性提示患者体内雌激素水平低落，为确定原发病因在卵巢、垂体或下丘脑，需做以下检查：

①血催乳激素及垂体促性腺激素测定。血催乳激素>25微克/升时称高催乳激素血症。血催乳激素升高时应进一步做头颅X线摄片或CT检查，排除垂体肿瘤。月经周期中卵泡刺激素正常值为5~20单位/升，黄体生成素为5~25单位/升。若卵泡刺激素>40单位/升，提示卵巢功能衰竭；若黄体生成素>25单位/升，高度怀疑为多囊卵巢；若卵泡刺激素、黄体生成素均<5单位/升，提示垂体功能减退，病变可能在垂体或下丘脑。必要时测定促甲状腺激素、促肾上腺皮质激素水平。

②垂体兴奋试验。又称促性腺激素释放激素刺激试验，了解垂体对促性腺激素释放激素的反应性。将促黄体生成素释放激素100毫克溶于生理盐水5毫升中，30秒钟内静脉注射完毕，注射前及注射后15、30、60、120分钟分别测定黄体生成素含量。若注射后15~60分钟黄体生成素值较注射前高2~4倍，说明垂体功能正常，病变在下丘脑；若经多次重复试验，黄体生成素值仍无升高或增高不显著，提示病变在垂体。

③影像学检查。疑有垂体肿瘤时应做蝶鞍X线摄片，肿瘤较大者头颅侧位平片辨认，阴性时需再做CT或MRI检查，以早期发现垂体微腺瘤（直径<1厘米）。疑有子宫畸形、多囊卵巢、肾上腺皮质增生或肿瘤时可做B超检查。

④其他检查。疑有先天性畸形者，应进行染色体核型分析及分带检查。考虑闭经与甲状腺功能异常有关时测定血甲状腺素3、甲状腺素4、促甲状腺素释放激素。闭经与肾上腺功能有关时可做17-羟类固醇或血皮质醇测定。

外阴阴道假丝酵母菌病的检查

（1）可用0.9%氯化钠溶液湿片法或10%氢氧化钾溶液湿片法或革兰染色检查分泌物中的芽生孢子和假菌丝。

（2）若有症状而多次湿片检查为阴性，或为顽固病例，为确诊是否为非白假丝酵母菌感染，可用培养法。

（3）pH值测定具有重要鉴别意义。若pH值<4.5，可能为单纯假丝酵母菌感染；若pH值>4.5且涂片中有多量白细胞，可能存在混合感染。

老年性阴道炎的检查

（1）阴道分泌物检查：可见大量基底细胞而无滴虫、真菌，合并感染时见有脓细胞。

（2）宫颈刮片：对于血性白带应当进行宫颈刮片的细胞学检查，以初步排除宫颈癌的存在。如果排除宫颈癌仍有血性白带，需要进行诊断性刮宫来排除子宫其他恶性疾病的存在。

（3）局部活组织检查：对阴道壁肉芽组织或溃疡，需与阴道癌相鉴别，可行局部活组织检查。

细菌性阴道炎的检查

（1）阴道分泌物pH值>4.5（pH值多为5.0~5.5）。

（2）取阴道分泌物少许放在玻片上，加入10%氢氧化钾1~2滴，产生一种烂鱼肉样腥臭气味即为阳性。

（3）取少许分泌物放在玻片上，加一滴生理盐水混合，置于高倍光镜下寻找线索细胞，与滴虫阴道炎不同的是白细胞极少。线索细胞即阴道脱落的表层细胞，于细胞边缘黏附大量颗粒状物，即各种厌氧菌，尤其是加德诺菌。细胞边缘不清。

（4）此外，可参考革兰染色的诊断标准，其标准为每个高倍光镜下形态典型的乳酸杆菌≤5，两种或两种以上其他形态细菌≥6。

宫颈癌的检查

（1）宫颈刮片细胞学检查：是宫颈癌筛查的主要方法，应在宫颈转化区取材。

（2）碘试验：正常宫颈阴道部鳞状上皮含糖原丰富，被碘溶液染为棕色或深赤褐色。若不染色，为阳性，说明鳞状上皮不含糖原。瘢痕、囊肿、宫颈炎或宫颈癌等鳞状上皮不含或缺乏糖原，均不染色，故本试验对癌无特异性。然而碘试验主要是识别宫颈病变的危险区，以便确定活检取材部位，提高诊断率。

（3）阴道镜检查：宫颈刮片细胞学检查Ⅲ级或Ⅲ级以上，TBS分类为鳞状上皮内癌变，均应在阴道镜观察下并选择病变部位进行活组织检查，以提高诊断正确率。

（4）宫颈和宫颈管活组织检查：是确诊宫颈癌及其癌前病变最可靠和不可缺的方法。选择宫颈转化区3、6、9、12点处取4点活检，或在碘试验、阴道镜观察到的可疑部位取活组织做病理检查。所取组织既要有上皮组织，又要有间质组织。若宫颈刮片为Ⅲ级或Ⅲ级以上涂片，宫颈活检阴性时，应用小刮匙搔刮宫颈管，刮出物送病理检查。

（5）宫颈锥切术：当宫颈刮片多次检查为阳性，而宫颈活检为阴性；或活检为原位癌，但不能排除浸润癌时，均应做宫颈锥切术，并将切下的宫颈组织分成12块，每块做2~3张切片检查以确诊。

子宫内膜癌的检查

（1）B型超声检查：极早期时见子宫正常大，仅见宫腔线紊乱、中断。典型内膜癌声像图为子宫增大或绝经后子宫相对增大。宫腔内见实质不均匀回声区，形态不规则，宫腔线消失，有时见肌层内不规则回声紊乱区，边界不清，可做出肌层浸润程度的诊断。

（2）分段刮宫：是确诊内膜癌最常用最可靠的方法。先用小刮匙环刮宫颈管，再进宫腔搔刮内膜，取得的刮出物分瓶标记送病理检查。分段刮宫操作要小心，以免穿孔，尤其当刮出多量豆腐渣样组织疑为内膜癌时。只要刮出物已足够送病理检查，即应停止操作。

（3）宫腔镜检查：可直视宫腔，若有癌灶生长，能直接观察病灶大小、生长部位、形态，并可取活组织送病理检查。

（4）细胞学检查：仅从阴道后穹窿或宫颈管吸取分泌物，做涂片寻找癌细胞阳性率不高。若用特制的宫腔吸管或宫腔刷放入宫腔，吸取分泌物找癌细胞，阳性率达90%。此法作为筛选，最后确诊仍须根据病理检查结果。

（5）MRI、CT等检查及血清CA125测定：MRI、CT等检查可协助判断病变范围。有子宫外癌肿瘤播散者，其血清CA125值明显升高。

（6）子宫内膜活检：可明确诊断。

不孕症的检查

（1）男方检查：注意全身情况，有无结核、腮腺炎，了解性生活是否正常。检查生殖器官有无畸形和病变。特别要做精液检查。

（2）女方检查：详细了解月经和性生活情况，询问与婚育有关的病史。注意全身检查，以发现有否慢性消耗性疾病及内分泌、遗传性疾病。妇科检查除外生殖器官的各种疾病，检查阴道分泌物是否正常。如男方检查正常，女方上述各项检查未发现异常情况，需再做如下检查。

①卵巢功能测定。基础体温测定，宫颈黏液涂片检查，阴道细胞学检查，诊断性刮宫与子宫内膜活检，内分泌激素测定，B超监测卵泡发育。

②输卵管通畅试验。常用输卵管通液、通气及子宫输卵管碘油造影。

③性交后试验。上述检查均正常时，可行此试验。选在排卵期，性交后2～8小时进行检查，先取后穹窿液，检查有无活动精子；然后取宫颈黏液在高倍镜下检查，若每高倍镜视野内有20个活动精子为正常。

④宫颈黏液、精液相合试验。该试验选在预测排卵期进行，取一滴宫颈黏液和一滴液化的精液放于玻片上，两者相距2～3毫米，轻晃玻片使两滴液体相互接近，在光镜下观察精子的穿透能力。若精子能穿过黏液继续向前运行，提示精子活动力和宫颈黏液形状正常，表明宫颈黏液无抗精子抗体。

⑤腹腔镜检查。可明确不孕原因，如子宫内膜异位、盆腔粘连、输卵管病变、盆腔结核、输卵管肿瘤、子宫肌瘤、子宫畸形等。

⑥宫腔镜检查。能发现宫腔粘连、纵隔、黏膜下肌瘤，内膜息肉、内膜

钙化等。

⑦其他检查。免疫学及染色体检查。

子宫内膜异位症的检查

（1）B 型超声检查：可确定卵巢子宫内膜异位囊肿的位置、大小和形状，偶能发现盆腔检查时未能扪及的包块。B 超显示卵巢内膜异位囊肿壁较厚，且粗糙不平，与周围脏器特别是与子宫粘连较紧。囊肿内容物呈囊性、混合性或实性，但以囊性最多见。由于囊肿的回声图像并无特异性，故不能单纯根据 B 超图像确诊。

（2）血清 CA125 值测定：血清 CA125 浓度可能增高，重症高于Ⅰ、Ⅱ期患者，但其变化范围很大，临床上作用于重度内异症和疑有深部异位病灶者。在诊断早期内异症时，腹腔液 CA125 值较血清值更有意义。血清 CA125 水平用于检测异位内膜病变活动情况，即检测疗效和复发较诊断更有临床价值，治疗有效时 CA125 降低，复发时又升高。

（3）抗子宫内膜抗体：此抗体有内异症的标志抗体，其靶抗原是内膜腺体细胞中一种孕激素依赖性糖蛋白，特异性 90%～100%，患者血中检测出该抗体，表明体内有异位内膜刺激及免疫内环境改变。但检测方法较繁琐，敏感性不高。

（4）腹腔镜检查：是目前诊断内异症的最佳方法，在腹腔镜下见到大体病理所述典型病灶或对可疑病变进行活组织检查即可确诊。

03

西医治疗

孕妇阴道炎症用药注意事项

患有阴道炎的孕妇慎用口服药物，阴道用药只是局部用药、局部吸收、局部发挥作用，因此不会通过全身吸收再影响胎儿。另一方面，胎儿对致畸因子的最敏感期是孕初的 3 个月，在孕后期，器官的分化发育均已完成，就不存在致畸的危险性了。孕中后期的妇女只要按照药物说明书上的规定进行治疗，是不会影响优生的。

治疗孕期妇科炎症的药物

口服抗生素中孕期可以安全使用的药物包括：青霉素类、头孢类、红霉素、林可霉素、克林霉素、两性霉素、制霉菌素、克霉唑、甲硝唑、呋喃妥因。阴道炎及宫颈炎治疗以局部用药为主，并且要根据所患阴道炎的不同类型选用外用药，如制霉菌素栓、凯妮汀栓、保妇康栓、乳酸菌阴道胶囊、甲硝唑栓等都是孕期可以安全使用的药物。

选择治疗妇科炎症药物的注意事项

妇科炎症是一种常见病、多发病，发病率较高的是慢性宫颈炎、阴道炎和慢性盆腔炎，累及我国八成以上的妇女，但懂得进行正确自我药疗的女性则是少之又少，于是就造成了很多用药的误区，给女性患者带来了很多后续问题。因此在自己购买药物进行治疗时应注意以下问题。

（1）治疗不按疗程。大多数女性进行自我药疗时，判断疗效往往凭主观感觉：症状好了、白带正常了就是病好了，于是赶快停药。对于有些慢性盆腔炎患者，症状减轻也不是停止药物治疗的指征，擅自停药可造成盆腔炎迁延不愈。其他的一些妇科炎症的治疗也有同样的问题，所以治疗有一个较为严格的"疗程"概念。以常见的霉菌性阴道炎为例，因为有比较典型的症状：

一是发作前大多有诱因，如工作劳累、出差、伴有糖尿病等；二是会出现特征性的豆腐渣样白带。因此，这本来是个适合于进行自我诊断从而进行自我药疗的病，但很多女性治疗时往往见好就收，不遵守疗程，没有治疗彻底，霉菌感染大多还会再次复发。我国妇科界已经制定了一个霉菌性阴道炎的治疗规范：首发的或者偶发的患者，宜进行口服药和阴道栓剂的抗霉菌治疗，治疗疗程为1个星期；难治性复发性感染，一般在月经过后用药1~2星期，持续3~6个月；慢性宫颈炎治疗疗程为1~2星期；滴虫性阴道炎疗程大约也是1个星期。

（2）各种妇科炎症要分别对待。阴道炎、慢性宫颈炎虽然都属于炎症，性质却大不一样，治疗时更要区别对待。阴道炎以细菌、真菌等病原体引起的炎症居多，大多采用抗生素治疗；慢性宫颈炎则是内分泌改变、外界刺激、人类乳头状病毒感染等多种因素引起的，很少使用抗生素治疗，需要综合性的治疗手段，比如宫颈糜烂，就应该采用激光、冷冻、微波等物理治疗手段，还可以使用爱宝疗栓剂、保妇康栓剂，无论是治疗方案，还是治疗药物，都和阴道炎大相径庭。患了宫颈炎，还要排除癌变和癌前病变的可能，18岁以上的女性，应该每年做一次宫颈筛查；连续3年正常，则改为1~2年进行一次检查。

（3）很多女性有了妇科炎症的症状，比如白带量多、颜色和气味异常、阴道口瘙痒等，习惯于马上求助于中成药治疗。但无论是慢性宫颈炎，还是阴道炎，首选的治疗皆不是中成药。妇科中成药大多具有清热解毒的作用，能起到较好的调理内分泌效果，可以调整女性的体质，但起效较慢、针对性不强，一般用作慢性妇科炎症的辅助治疗，不能作为首选治疗，否则引起炎症的病原体会趁机扩散、发展，从而耽误了病情。

（4）不要盲目选用洗液。洗液是女性青睐的对抗阴道炎症的"武器"，不过，许多女性购买洗液时很盲目、也很随意，实际上购买洗液很有学问。首先，要认准洗液是健字号还是药字号，如是妇科炎症急性发作，建议选择药字号。第二，认准洗液的酸碱性，霉菌性阴道炎应该选用碱性洗液；滴虫性阴道炎表现为阴道局部发痒、出现稀薄的、泡沫状白带，则应该选用酸性洗液，如醋酸洗必泰。第三，洗液使用时间别超过标准的疗程。其实清水才是最好的洗液，因为它不会破坏阴道的酸碱平衡。

治疗滴虫性阴道炎的药物

滴虫性阴道炎的治疗方法有：

（1）全身用药：初次治疗首选甲硝唑 2g，单次口服；也可选用甲硝唑 400mg，每天 2~3 次，连服 7 天。

（2）局部用药：每天用 0.5% 醋酸或 1% 乳酸冲洗阴道一次，然后塞药，灭滴灵栓 1 枚，每天 1 次，连用 7~10 天，可用两到三个疗程直至检查阴性。

（3）性伴侣的治疗同全身用药。

（4）随访治疗后无症状者无须随诊，有症状者需进行随诊。部分滴虫性阴道炎治疗后可发生再次感染或于月经后复发，治疗后需随访至症状消失。对症状持续存在者，治疗后 7 日复诊。对初次治疗失败患者增加药物剂量及疗程仍有效。初次治疗失败者可重复应用甲硝唑 400mg，每日 2~3 次，连服 7 日。若治疗仍失败，给予甲硝唑 2g，每日 1 次，连服 3~5 日。

（5）治疗妊娠期滴虫性阴道炎可导致胎膜早破、早产及低出生体重儿。但甲硝唑治疗能否改善以上并发症尚无定论。妊娠期治疗可以减轻症状，减少传播，防止新生儿呼吸道和生殖道感染。美国疾病控制中心建议甲硝唑 2g，单次口服，中华医学会妇产科感染协作组建议甲硝唑 400mg 口服，每日 2 次，共 7 日，但用药前最好取得患者知情同意。

治疗滴虫性阴道炎的注意事项

（1）严禁去公共场所洗澡或游泳。公共场所（浴池或游泳池）可能会有一些不洁细菌，这会使你感染此病或加重症状，而且已患此症的患者也不要去公共场所洗澡或游泳，以免将病菌传染给他人。

（2）注意卫生：每日清洗外阴、勤换内裤。内裤、毛巾用后煮沸消毒，浴盆可用 1% 乳酸擦洗。最好每天用 0.5% 醋酸或 1% 乳酸冲洗阴道 1 次，然后塞药。

（3）切勿抓痒。有外阴瘙痒等症状时，可用中药外阴洗剂坐浴，切勿抓痒，以免外阴皮肤黏膜破损，继发感染。

（4）停止性生活。治疗期间应停止性生活，性伴侣应同时进行治疗。

（5）忌辛辣食物。如辣椒、胡椒、咖喱等辛辣食物和羊肉、狗肉、桂圆等热性食物要少吃。它们能助火生炎，加重症状。用甲硝唑治疗及停药24小时内禁饮酒。

（6）忌吃海产品。虾、蟹、贝等海产品会加重瘙痒。

（7）勿吃甜、腻食物。这些食物会增加白带分泌，从而加重瘙痒。

治疗细菌性阴道病的药物

称细菌性是因阴道内有大量不同的细菌，称阴道病是因临床及病理特征无炎症改变并非阴道炎。治疗选用抗厌氧菌，主要有甲硝唑、克林霉素。有以下几种治疗方案：

（1）首选治疗方案：甲硝唑400mg，每天2~3次，连服7天；或克林霉素软膏阴道涂布，每次2g，每晚1次，连用7天；或0.75%甲硝唑软膏，每次2g，每天2次，共7天。口服与局部用药疗效相似。

（2）可选治疗方案：甲硝唑2g，单次日服；克林霉素300mg，每天2次，连服7天。药物治疗同时可用1%~3%过氧化氢液冲洗阴道，每天1次，共7天；或用1%乳酸或0.5%醋酸溶液作阴道冲洗，以恢复正常生理环境，抑制细菌生长。

（3）乳酸杆菌疗法与乳酸杆菌制剂：国外使用乳酸杆菌疗法，主要用于阴道冲洗和制成栓剂置于阴道内。

（4）性伴侣的治疗：本病虽与多个性伴侣有关，但对性伴侣给予治疗并未改善治疗效果及降低其复发，因此，性伴侣不需常规治疗。

（5）妊娠期细菌性阴道病的治疗：由于本病与不良妊娠结局有关，对任何有症状的孕妇及无症状的早产高危孕妇（有胎膜早破、早产史）均需进行细菌性阴道病的筛查及治疗。由于本病在妊娠期有合并上生殖道亚临床感染的可能，多选择口服用药，治疗方案为甲硝唑 200mg，每日 3 次，连服 7 日；或克林霉素 300mg，每日 2 次，连服 7 日。

（6）随访治疗后若症状消失，无须随访。对症状持续存在或症状反复出现者，须接受随访。对妊娠合并细菌性阴道病者，治疗后需要随访。

治疗细菌性阴道病的注意事项

（1）阴部瘙痒时，勿用力抓搔，勿用热水烫洗，以免烫伤。可用洁尔阴每晚清洗阴部，忌食辛辣厚味，以免化湿生热，忌嗜烟酒。

（2）丈夫或性伴侣应同时进行针对性治疗。丈夫或性伴侣也很可能染上该病，如果不治就会造成患者反复感染。但对性伴侣给予治疗并未能改善治疗效果及降低其复发，因此性伴侣不需常规治疗。

（3）一定要完成医师规定的治疗疗程。

（4）治疗期间保持外阴清洁，禁止性交。

（5）一定要对毛巾和内裤进行充分消毒，煮沸 15 分钟，并要放在阳光下晒干，平常也应放在通风、干燥的地方。

（6）坚持每天换内裤，而且最好穿宽松、棉质的，以保持阴道透气、干燥。

治疗老年性阴道炎药物

老年性阴道炎的治疗方法有：

（1）抑制细菌生长。用 1% 乳酸或 0.5% 醋酸液冲洗阴道，每天一次，增加阴道酸度，抑制细菌生长繁殖。阴道冲洗后，应用抗生素如甲硝唑 200mg 或诺氟沙星 100mg，放于阴道深部，每天 1 次，7~10 天为 1 疗程。

（2）增加阴道抵抗力。针对病因给予雌激素制剂，可局部给药，也可全身给药。如己烯雌酚 0.125~0.25mg，每晚放入阴道深部，7 天为 1 疗程；或 0.5% 己烯雌酚软膏；或妊马雌酮软膏局部涂抹，每天 2 次。全身用药可口服尼尔雌醇，首次 4mg，以后每 2~4 周 1 次，每次 2mg，维持 2~3 个月。对同时需要性激素替代治疗的患者，可每日给予妊马雌酮 0.625mg 和甲羟孕酮 2mg。乳癌或子宫内膜癌患者禁用雌激素制剂。

治疗急性宫颈炎的药物

治疗主要针对病原体。对于单纯急性淋菌性宫颈炎主张大剂量、单次给药，常用药物有第三代头孢菌素、喹诺酮类及大观霉素。治疗衣原体药物有四环素类、红霉素类及喹诺酮类。

治疗慢性宫颈炎的西医方法

慢性宫颈炎以局部治疗为主，根据病变特点采用不同的治疗方法。

1. 物理疗法

是目前治疗宫颈糜烂疗效较好、疗程最短的方法。适用于糜烂面较大和炎症浸润较深的病例。一般只需治疗 1 次即可治愈。

（1）电凝法：以往采用辐射线状电烙法，愈合时间较久（6～8 周），目前多改用电凝法，将整个糜烂面熨平，故又称电熨。电熨后刨面喷洒呋喃西林粉或涂以金霉素甘油。

（2）冷冻疗法：系一种超低温治疗，制冷源为液氮，温度为 -196℃。治疗时根据糜烂情况选择适当探头。为提高疗效可采用冻 - 溶 - 冻法，即冷冻 1 分钟，复温 3 分钟，再冷冻 1 分钟。其优点是操作简单，术后很少发生出血及颈管狭窄。缺点是术后阴道排液多。

（3）激光治疗：是一种高温治疗，温度可达 700℃ 以上。主要使糜烂组织炭化结痂，待痂脱落后，创面为新生的鳞状上皮覆盖。治疗宫颈糜烂一般采用二氧化碳激光器，波长为 10.6μm 的红外光。治疗前的准备同电熨术。其优点除热效应外，还有压力、光化学及电磁场效应，因而在治疗上有消炎（刺激机体产生较强的防御免疫功能）、止痛（使组织水肿消退，减少对神经末梢的化学性与机械性刺激）及促进组织修复（增强上皮细胞的合成代谢作用，促进上皮增生，加速创面修复），故治疗时间短，治愈率高。

2. 局部疗法

局部阴道灌洗及局部上药为最常用的治疗方法。灌洗可用 1：5000 过锰酸钾溶液，1：1000 新洁尔灭溶液，10% 醋酸溶液或 0.5%～1% 乳酸溶液。轻度表浅者可用棉签蘸 5%～10% 碘酊或 5%～10% 硝酸银溶液局部腐蚀糜烂面，1 周 1 次，能促进糜烂面痊愈。但应用时须注意避免药液漏到病变区域以外的正常黏膜上。涂硝酸银后，随即用生理盐水棉球轻轻蘸擦，此方法现已少用。局部应用氯考片（氯霉素 250mg 与泼尼松 5mg 制成片），每晚或隔晚放于阴道深部，连用 10 次为 1 疗程，其效果与一般消毒药剂灌洗不相上下，可根据情况选用。

治疗慢性宫颈炎的注意事项

（1）保证休息，多食水果、蔬菜及清淡食物。

（2）保持外阴清洁，常换内裤，内裤宜柔软，选用纯棉或丝织品，防止炎症发生。

（3）在创面尚未完全愈合期间（手术后 4～8 周）应避免盆浴、性交及阴道冲洗等。

（4）在手术后 1 个月内，于月经干净后定期到医院复查，以了解创面愈合情况。

（5）慢性宫颈炎病程长，患者往往缺乏自信心，应耐心向患者解释病情，使患者树立信心，主动配合治疗。

（6）慢性宫颈炎，尤其是宫颈糜烂在治疗前应先做宫颈刮片，以排除早期宫颈癌。

（7）久治不愈者，必要时可接受手术治疗。

治疗 HPV 感染的方法

如果仅仅是 HPV 阳性，没有任何病变，就可以不管它，因为自身可以清除，可以复查。如果它已经造成了局部增生性病变或宫颈病变，就必须及时治疗了。

治疗 HPV 感染的观点是从两个角度去治：一个是抗病毒，一个是增加抵抗力。

"活病不治毒"是对 HPV 感染目前的处理原则，即仅治疗 HPV 感染引起的病变，而不是治疗 HPV 感染本身，对未引起病变的 HPV 感染不需要治疗，正如大多数病毒引起的感冒不需要治疗一样。

对 HPV 引起的生殖道病变，主要的治疗方法包括物理消融（如激光、冷冻）、细胞毒药物（如鬼臼树脂）、光动力学治疗等。然而，这些方法都不能彻底消除病毒，未来的发展方向是疫苗和抗病毒药物的开发。既然 HPV 是一种很常见的病毒，人类也容易感染这种病毒，那么，人感染 HPV 病毒后，其结局会怎样呢？临床与实验研究显示人体感染 HPV 后有 3 种演变可能：①部分人的 HPV 感染经一定潜伏期后进一步发展成有临床表现的病变如尖锐湿疣、肿瘤等疾病；②部分人感染 HPV 后，HPV 长期停留在皮肤黏膜组织中，不引起明显的临床表现，也不引起任何不适；③部分人的 HPV 感染具有自限性，经过一定时期后 HPV 感染可逐渐消失，称为自行消退或自发性消退。

治疗急性子宫内膜炎和子宫肌炎的方法

（1）治疗时除主要应用抗生素外，尚需除去明显的诱因，如取出宫内避孕器，清除子宫腔残留的胎盘组织、子宫内膜息肉等，有子宫黏膜下肌瘤或子宫内膜癌时则应根据情况做相应处理。有子宫腔积脓者应予扩张宫颈口，促使脓液引流。待炎症控制后做诊断刮宫，排除早期子宫癌，以免将早期癌误认为炎症而延误治疗。

（2）治疗急性子宫内膜炎时常规要做细菌培养加药物敏感试验，以选择高效的抗生素。在试验结果未得出之前或无条件进行试验者，可选用广谱抗生素青霉素治疗，皮试阴性后，予青霉素 80 万 ~ 160 万单位，每天肌注 2 次。细菌培养如为需氧菌，选用庆大霉素肌注，每次 8 万单位，每 8 小时 1 次；如果培养结果为厌氧菌，选用灭滴灵比较适宜，口服每次0.4克，每天3次。如果急性子宫内膜炎发生在产后或流产后，要考虑宫腔内是否还有胎盘、胎膜残留。若宫腔内仍有残留组织，则应在控制感染48～72小时后将其取出，并待病情稳定后彻底清宫，术后给予催产素10单位肌注，并口服益母草膏或生化汤，以促进子宫收缩，抗生素仍继续应用。

治疗慢性子宫内膜炎和子宫肌炎的方法

主要是去除病因。如因胎盘或胎膜残留引起的，可经刮宫祛除病灶；如因子宫内膜息肉或黏膜下肌瘤引起，应手术切除息肉及肌瘤；如果是带环引起的，则应及时取环；老年人发生慢性子宫内膜炎时应行诊断性刮宫术，并扩张宫颈口，以便引流通畅。治疗同时，配合口服抗生素以防重复感染。

治疗急性输卵管卵巢炎的方法

（1）绝对卧床，半卧位以利引流排液，并有助于炎症局限。多进水及高热量易消化的半流质饮食。高热者应补液，防止脱水及电解质紊乱。纠正便秘，服用中药，如番泻叶，或用生理盐水或温生理盐水灌肠。疼痛不安者可给镇静剂及止痛剂。急性期腹膜刺激症状严重者，可用冰袋或热水袋敷疼痛部位（冷或热敷以患者感觉舒适为准）。6～7天后经妇科检查及白细胞总数、血沉的化验证实病情已稳定，可改用红外线或短波透热电疗。

（2）控制感染。可参考宫腔排出液的涂片检查或细菌培养与药敏结果，选用适当抗生素。由于此种炎症多系混合感染，而在我国致病菌大多为大肠埃希菌及类杆菌属，尤其是脆弱类杆菌，而淋菌或衣原体感染均较少见，故可选用庆大霉素8万U，每天2～3次肌注，或24万U静滴，如灭滴灵0.4克日服3次。庆大霉素对抗大肠埃希菌效果较好，而灭滴灵对厌氧菌有特效，且毒性小，杀菌力强，价廉，因而已被广泛应用。严重者可静脉点滴广谱抗生素如头孢菌素、丁胺卡那霉素、氯霉素等。治疗必须彻底，抗生素的剂量和应用时间一定要适当，剂量不足只能导致抗药菌株的产生及病灶的继续存在，演变成慢性疾患。有效治疗的标志是症状、体征逐渐好转，一般在 48 ~ 72 小时内可看出，所以不要轻易改换抗生素。

严重感染除应用抗生素外，常采用肾上腺皮质激素。肾上腺皮质激素能减少间质性炎症反应，使病灶中抗生素浓度增高，充分发挥其抗菌作用，并有解热抗毒作用，因而可使退热迅速，炎症病灶吸收快，特别对抗生素反应不强的病例效果更好。静滴地塞米松 5 ~ 10mg 溶于 5% 葡萄糖溶液 500ml，1 天 1 次，病情稍稳定改为每天口服泼尼松 30 ~ 60mg，并渐减量至每日 10mg，持续 1 周。肾上腺皮质激素停用后，抗生素仍需继续应用 4 ~ 5 天。

（3）脓肿局部穿刺及注射抗生素。脓肿形成后，全身应用抗生素效果不够理想。如输卵管卵巢脓肿贴近后穹窿，阴道检查后穹窿饱满且有波动感，应行后穹窿穿刺。证实为脓肿后，可经后穹窿切开排脓，放置橡皮管引流；或先吸净内容物，然后通过同一穿刺针注入青霉素 80 万 U、加庆大霉素 16 万 U（溶于生理盐水中）。如脓液黏稠不易抽出，可用含抗生素之生理盐水稀释，使逐渐变成血性血清样物后易被吸出。一般经 2 ~ 3 次治疗，脓肿即可消失。

（4）如盆腔脓肿穿孔破入腹腔往往同时有全身情况的变化，应立即输液、输血，矫正电解质紊乱，纠正休克，包括静滴抗生素和地塞米松等药物。在纠正一般情况的同时应尽速剖腹探查，清除脓液，尽可能切除脓肿。术毕，下腹两侧放置硅胶管引流。术后应用胃肠减压及静脉滴注广谱抗生素，继续纠正脱水及电解质紊乱，输血，以提高身体抵抗力。

急性输卵管卵巢炎治疗中的注意事项有：做好经期、孕期及产褥期的卫生。严格掌握产科、妇科手术指征，做好术前准备；术时注意无菌操作；术后做好护理，预防感染。治疗急性输卵管卵巢炎时，应做到及时治疗、彻底治愈，防止转为慢性输卵管卵巢炎。注意性生活卫生，减少性传播疾病，经期禁止性交。

治疗慢性输卵管卵炎的方法

慢性输卵管卵巢炎虽不像急性那样症状明显甚至可以危及生命，但病情顽固，难以根治，严重影响着患者的身心健康，给生活、工作带来诸多不便，所以应积极治疗，以解除患者的痛苦。

（1）抗生素治疗：对于症状明显的患者首先应选用抗生素来治疗。抗生素可将残留的致病菌杀死，并可预防其急性发作。常用的药物仍为青霉素、庆大霉素、灭滴灵等，用法与急性输卵管卵巢炎、盆腔腹膜炎相同。

（2）组织疗法：如胎盘组织液、胎盘球蛋白，肌内注射，每天或隔天一次，15次为一疗程。

（3）物理疗法：温热的良性刺激可以促进盆腔的血液循环，改善局部组织的营养状态，以利于炎症的吸收和消退。常用的物理治疗有短波、超短波、红外线、音频、离子透入等。但体温超过37.5℃或患生殖器结核时则不要采用理疗。

（4）其他药物治疗：对因慢性输卵管炎造成的输卵管阻塞，可行宫腔注射。选用庆大霉素16万单位、α－糜蛋白酶5mg、地塞米松5mg，以20ml生理盐水稀释，严格消毒外阴、阴道、宫颈后行宫腔注入，从月经干净后3天开始，隔2天注射1次，至排卵期前结束。可连续治疗3个周期。

（5）手术治疗：因炎症引起的较大的输卵管积水或输卵管卵巢囊肿，可行手术治疗。对于输卵管阻塞造成不孕者，可行输卵管整复手术。对反复急性发作的慢性输卵管卵巢炎、盆腔腹膜炎，经药物治疗效果不理想，患者深感痛苦，且年龄较大时，也可以考虑手术治疗。

慢性输卵管卵巢炎治疗中的注意事项有：

（1）增加机体免疫力。最主要的就是锻炼身体，一方面可以改善机体免疫力，另一方面也可使身心愉悦。

（2）注意个人卫生。及时彻底治疗急性盆腔炎。

治疗盆腔脓肿的方法

1. 抗生素治疗

长期以来对盆腔脓肿的治疗主要依靠切开引流或将脓肿切除。由于广谱抗生素的不断出现，应用抗生素已成为另一种对某些盆腔脓肿的有效防治措施。

选用的药物应对厌氧菌（尤其是脆弱类杆菌）有效，而且最好是广谱药。目前常用于治疗盆腔脓肿的药物是氯林可霉素、灭滴灵以及第三代的头孢菌素，如噻吩甲氧头孢菌素等。厌氧菌对组织的破坏力甚大，使局部血循环受到损害以致药物很难达到病灶处。但有人发现氯林可霉素在脓肿内可达到较高的浓度，这是由于多核白细胞可以将此药带入脓肿中，从而使其发挥有效的作用。

药物的应用一般仅限于治疗较早期的输卵管卵巢脓肿。所谓治疗有效是指症状消失或缓解，体温降至正常、包块缩小且触痛已不明显。据报道药物治疗的有效率可达70%左右。但单纯使用药物治疗是否可达到根治目的，即包块完全消失，脓肿不再复发，则尚无定论。如经药物治疗，虽取得疗效，但所遗留的包块尚大时，常需再用手术将病灶切除。在药物治疗的过程中必须随时警惕脓肿破裂的可能。如脓肿突然发生自然性破裂，脓液大量溢入腹腔中，可以危及生命，此时必须立即进行手术治疗。

2. 手术治疗

（1）切开引流：对位置已达盆底的脓肿，常采用后穹窿切开引流方法予以治疗。脓液大量引流后，患者的症状可以迅速缓解。有人主张将后穹窿切开后可放置较粗的橡皮管，上端直达脓腔，下端留在阴道内，但如切口较大引流通畅，则不必加用橡皮管。亦有人主张用空针接注射器向脓腔内注入抗生素，反复吸、注亦可达到引流的作用。在应用引流法的同时可加用抗生素口服或肌注。此种方法对治疗急性盆腔结缔组织炎所致的脓肿，尤其是对子宫切除术后所形成的脓肿，效果较好，一旦脓液全部引流，患者即可达到治愈的目的。如系腹腔内的脓肿，则引流只能达到暂缓解症状的目的，常需在以后剖腹探查将病灶切除，其时盆腔组织的急性炎症阶段已过，手术可以比较安全易行。

（2）手术切除脓肿：不少人认为除可以很容易经阴道引流的盆腔脓肿外，其他各类腹膜腔内的脓肿，包括输卵管积脓、卵巢脓肿以及输卵管卵巢脓肿等，进行手术切除是最迅速而有效的治疗方法。患者入院经 48～72 小时的抗生素治疗后即可进行手术。手术范围应根据患者情况而定。患者年轻、尚无子女者，应仅切除患侧的子宫附件，如对侧附件外观尚可，应予保留，使患者有生育的机会。如患者已有子女，且年龄较大，则应作双侧附件及全子宫切除术，使不再复发。如术时发现双侧附件均已严重破坏，则不论患者年龄大小均宜将双侧附件及全子宫切除。年轻者术后可用雌激素治疗以减轻人工闭经障碍。采用此种方法除可以迅速取得疗效外，尚可避免脓肿破裂所引起的严重后果。但即使在术前采用抗生素治疗 2～3 天，手术时仍应注意操作轻柔，避免伤及肠道，或使脓液大量溢至腹腔内。

近几年，随着腹腔镜技术的不断发展和进步，腹腔镜下探查使早期诊断和鉴别诊断盆腔脓肿成为可能，而且一经确诊即可在腹腔镜下直接行盆腔粘连松解术、盆腔脓肿清除术、输卵管卵巢积脓引流及切除术，并可在盆腔局部应用抗生素和抗粘连药物，从而改善治疗进程和结局。特别是对于年轻有生育要求的妇女，为了保留输卵管的功能，腹腔镜下可进行盆腔粘连松解术、输卵管积脓的引流、病灶清除、盆腔冲洗等操作后，再合理应用抗生素是非常有效的。

盆腔脓肿治疗中的注意事项有：

（1）保证休息。

（2）根据药敏试验合理选择抗生素。

（3）注意产褥期卫生，避免感染。

（4）治疗期间严忌房事。

（5）尽量避免不必要的妇科检查以免引起炎症扩散。

（6）久治不愈者，必要时可接受手术治疗。

治疗盆腔结缔组织炎的方法

患急性盆腔结缔组织炎时应以选用高效抗生素抗炎治疗为主，用药要及时、足量。同时患者要卧床休息，取半卧位，并注意饮食营养。主要治疗方法有以下几种：

（1）抗生素治疗：由于引起急性盆腔结缔组织炎的致病菌多为需氧菌和厌氧菌，因此可选用灭滴灵和头孢三代抗生素联合用药。如果经足量抗生素治疗患者症状仍无明显改善，在换药的同时应考虑是否有盆腔脓肿形成，应进一步检查。

在采用西药治疗的同时，还应采用物理疗法等辅助治疗、调理手段，以便取得较好疗效。

（2）物理疗法：物理疗法为辅助疗法之一。常用的有：频谱治疗、超短波治疗、中波透热疗法、长效应治疗仪、微波治疗、直流电药物导入法等，物理疗法的治疗原理，主要是改善盆腔的局部血液循环，促使炎症逐渐吸收，是逐步收到成效的，故需长期坚持才能见到明显的治疗效果。

（3）手术治疗：盆腔结缔组织炎一般以保守治疗为主，若盆腔已有脓肿或保留治疗无效，可进行手术治疗，手术能从阴道进行的，尽量不作剖腹手术，只行较为保守性手术，如引流及冲洗。

治疗盆腔炎的注意事项

（1）注意个人卫生与性生活卫生，严禁经期房事，平时保持外阴、阴道清洁，积极治疗阴道炎、宫颈炎、阑尾炎等，防止人工流产及分娩后感染。

（2）盆腔炎治疗务必彻底，以免转为慢性盆腔炎。

（3）平时应注意劳逸适度，以防慢性盆腔炎复发。

（4）积极治疗阴道炎、宫颈炎等妇科炎症性疾病，必要时手术治疗。

（5）进食清淡饮食，避免生冷、辛辣刺激品，多饮水。清洁要适度，不能自行用药，治疗贵在坚持。

治疗非特异性外阴炎的方法

妇女的外阴部在一般性细菌（如葡萄球菌、大肠埃希菌、链球菌）、粪便、阴道分泌物或其他物理、化学因素刺激下而发生的皮肤黏膜炎症，叫做非特异性外阴炎。治疗非特异性外阴炎，应保持外阴部的清洁、干燥，避免搔抓。停止使用擦洗外阴的药物，不穿化纤的内裤。急性期应注意休息，禁止性生活。避免进食辛辣食品或吸烟、饮酒。必要时可选用消炎及止痒药物，如磺胺嘧啶、长效磺胺等。主要是针对病因进行治疗，如阴道或宫颈发炎，把这些部位的炎症治愈，非特异性外阴炎可随之而愈。外阴局部可用 1∶5000 的高锰酸钾溶液坐浴，每天 2～3 次，特别是大小便以后进行坐浴更好。在炎症部位涂些抗生素软膏或可的松软膏，有很好的治疗作用。平时注意保持外阴部位的清洁干燥，特别是在月经期间更要注意这一点。不穿化纤内裤及牛仔裤。患有阴道炎、宫颈炎要及时治愈等，都有预防非特异性外阴炎的效果。

（1）病因治疗。积极寻找病因，若发现糖尿病应及时治疗糖尿病，若有尿瘘、粪瘘应及时行修补术。

（2）局部治疗。可用 0.1%～1% 聚维酮碘或 1∶5000 高锰酸钾液坐浴，每日 2 次，每次 15～30 分钟，也可选用其他具有抗菌消炎作用的药物外用。坐浴后涂抗生素软膏或紫草油。急性期还可选用红外线等局部物理治疗。

治疗外阴阴道假丝酵母菌病的方法

这是由假丝酵母菌（俗称念珠菌）引起的一种常见外阴阴道炎。治疗方法包括以下几种：

（1）消除诱因：若有糖尿病应给予积极治疗；及时停用广谱抗生素、雌激素及皮质类固醇激素。

（2）局部及全身用药：先用 2% 苏打水冲洗阴道、外阴，然后用一些栓剂纳阴，如克霉唑栓剂、制霉菌素栓剂、凯妮丁、达克宁等，每天 1 次，两周为 1 个疗程，可重复 2～3 个疗程，大多患者可一次治愈，效果非常好。但此病极易复发，对复发难治的可加用：①制霉菌素内服，每次50万单位，每日4次。②氟康唑，又名大氟康，一般口服1次，150mg即可生效。③伊曲康唑，又名斯皮仁诺，一般每服100mg，每日2次，连服10天为1疗程。④特比萘芬（疗霉舒），250mg，每日1次口服，连用7天。

（3）性伴侣治疗：约15%男性与女性患者接触后患有龟头炎，对有症状男性应进行假丝酵母菌检查及治疗，预防女性重复感染。

（4）随诊治疗：若症状持续存在或诊断后2个月内复发者，需再次复诊。

治疗外阴阴道假丝酵母菌病的注意事项：要严格按医师要求治疗，治疗后要按时复查。要注意外阴的清洁、通风干燥，尽量穿宽松通气的衣服。勤换内裤，用过的内裤、盆及毛巾均应用开水烫洗。内裤要和袜子分开洗涤，经常要在太阳下晒。急性期禁性生活。下身用具要和家人分开，以防交叉感染。

治疗生殖器结核的方法

生殖器结核不论轻重，都应积极进行治疗。西医治疗可分为药物治疗和手术治疗两大类。在治疗的同时，应注意增加营养，以增强机体的抵抗力和免疫力。

（1）药物治疗：常用的药物有利福平、异烟肼、链霉素、吡嗪酰胺、乙胺丁醇。目前常采用联合用药的方式。各药的常用剂量为：异烟肼，10～20mg/（kg·d），每日总量不超过300mg；利福平，10～20mg/（kg·d），每日总量不超过600mg；链霉素，每日0.5～1g；吡嗪酰胺，20～40mg/（kg·d）；乙胺丁醇，15～25mg/（kg·d）。

具体用药方案如下：①利福平、异烟肼、链霉素三药合用。两个月后改为利福平、异烟肼两药合用，共用9个月为1个疗程。②利福平、异烟肼、链霉素、吡嗪酰胺四药合用，2个月后停用链霉素，其他三种药改为每周2次，共用6～9个月。③如因副作用不能用利福平时，改用异烟肼、链霉素、乙胺丁醇三药合用，2个月后停用链霉素，其他两药继续用16个月。④如因副作用不能用异烟肼时，可用利福平和乙胺丁醇，共18个月。⑤如因故不能用链霉素时，可用异烟肼，每天300mg，共用1年；利福平，450mg/d，用半年；乙胺丁醇，750mg/d，用6~9个月。用药期间应注意：每100mg异烟肼应加服维生素 B_6 10mg，以防周围神经炎；定期复查肝功、血胆红素、血小板、白细胞总数及分类；异烟肼每疗程用量不得超过150g，链霉素为60~90g。

（2）手术治疗：对于输卵管、卵巢已形成较大包块者，输卵管积脓、卵巢脓肿者，有较大的包裹性积液，月经血细菌培养持续阳性，月经过多久治不愈，或经药物治疗无效的患者，均应考虑手术。

注意事项：对于已患有结核的女性，不论是生殖器结核或是肺结核，都应积极治疗。在治疗期间应营养饮食，以提高抗病能力。急性期者应卧床休息，慢性期者可适当参加体育锻炼。

围绝经期综合征的表现

围绝经期是指从卵巢功能开始衰退至绝经后1年。在这段时间内，由于卵巢功能衰退，内分泌变化所引起的一系列躯体和精神心理症状，一般在45~55岁。可干扰妇女正常生活，影响身体健康及工作。正确对待和处理好这一时期的生理变化，对妇女健康的影响和提高妇女后半生的生活质量有着重要意义。

围绝经期的最早变化是卵巢功能衰退，然后才表现为下丘脑和垂体功能退化。此时期卵巢渐趋停止排卵，雌激素分泌减少，而促性腺激素分泌增多。绝经后，卵巢几乎已不能分泌雌激素，但仍分泌雄激素；促性腺激素水平逐渐升高，由于卵泡刺激素（FSH）升高较黄体生成素（LH）显著。老年期雌激素稳定于低水平，促性腺激素也略下降。其临床表现：

（1）月经紊乱：绝经前半数以上妇女出现月经紊乱，多为月经周期不规则，持续时间长及月经量增加，系无排卵性周期引起。致生育力低下，但有意外妊娠可能。围绝经期及绝经后妇女出现异常子宫出血，一定要警惕子宫内膜癌的发生，应取子宫内膜做活检。此外，尚需考虑宫颈癌、子宫息肉或肌瘤可能。

（2）全身症状

①潮热。为围绝经期最常见症状，表现为面部和颈部皮肤阵阵发红，伴有轰热，继之出汗，一般持续1~3分钟。症状轻者每日发作数次，严重者十余次或更多，夜间或应激状态易促发。

②自主神经失调症状。常出现心悸、眩晕、头痛、失眠、耳鸣等。

③精神神经症状。围绝经期妇女往往感觉注意力不易集中，并且情绪波动大。表现为激动易怒、焦虑不安或情绪低落、抑郁、不能自我控制等情绪症状，记忆力减退也较常见。

④泌尿生殖道症状。主要表现为泌尿生殖道萎缩症状，出现阴道干燥、性交困难及反复阴道感染，排尿困难、尿痛、尿急等反复发生的尿路感染。

⑤心血管疾病。绝经后妇女易发生动脉粥样硬化、心肌缺血、心肌梗死、高血压和脑卒中。因绝经后雌激素水平低下，使血胆固醇水平升高，各种脂蛋白增加，而高密度脂蛋白/低密度脂蛋白比率降低。

⑥骨质疏松。绝经后妇女骨质吸收速度快于骨质生成，促使骨质丢失变为疏松，围绝经期过程中约25%妇女患有骨质疏松症，其发生与雌激素下降有关。

⑦皮肤和毛发的变化。雌激素不足使皮肤胶原纤维丧失，皮肤皱纹增多加深，皮肤色素沉着，出现斑点，皮肤营养障碍易发生围绝经期皮炎、瘙痒、多汗、水肿，暴露区皮肤经常受日光刺激易致皮肤癌。

围绝经期综合征的治疗

（1）甲丙氨酯（眠尔通）每次200~400毫克，每日3次，口服；羟嗪（安他乐）每次25~50毫克，每日3次，口服。

（2）精神抑郁者，哌甲酯（利他林）每次5毫克，每日2次，口服；或异卡波肼（闷可乐）每次10毫克，每日2次，口服。

（3）谷维素每次10~20毫克，每日3次，口服；或用更年康治疗。

（4）激素替代疗法：要掌握好适应证和禁忌证。雌激素替代适用于具有雌激素水平低下症状或体征，而无禁忌证者。禁忌证有妊娠、不明原因的子宫出血、血栓性静脉炎、胆囊疾病、肝脏疾病、乳腺癌、血栓性疾病。倍美力，自月经第五日开始服用，每日 1 粒，连服 21 日；尼尔雌醇，每半个月服 1 片；妇炎宁 1 粒，放阴道，每晚 1 次，连用 7 日。

导致闭经的因素

闭经是妇科疾病中常见的症状。分为原发性闭经、继发性闭经和生理性闭经。原发性闭经是指 16 岁第二性征已发育，但月经还未来潮者；继发性闭经是指月经建立以后又停止，持续时间相当于 3 个月经周期以上的时间或月经停止 6 个月；青春期前、妊娠期、哺乳期及绝经期后的月经不来潮均属生理现象，不属于本文讨论范围。

月经是指子宫内膜周期性变化随之出现的周期性子宫出血。正常月经的建立和维持有赖于下丘脑—垂体—卵巢轴的神经内分泌调节，以及靶器官子宫内膜对性激素的周期性反应，其中任何一个环节发生障碍就会出现月经失调，甚至导致闭经。

1. 原发性闭经

较为少见，往往由于遗传学原因或先天发育缺陷引起。

（1）米勒管发育不全综合征：约 20% 的青春期原发性闭经伴有子宫阴道发育不全。表现为始基子宫或无子宫、无阴道。而外生殖器、输卵管、卵巢发育正常，女性第二性征正常，30% 患者伴肾畸形及 12% 患者伴骨骼畸形。这是由于副中肾管发育障碍引起的先天性畸形，可能系基因突变所致。

（2）性腺发育不全：占原发性闭经的 35%。分为染色体正常或异常两类。

①特纳综合征：因性染色体异常引起，缺少一个 X 染色体或其分化不完全。核型为 X 染色体单体（45，XO）或嵌合体（45，XO/46，XX 或 45，XO/47，XXX）。表现为卵巢不发育，原发性闭经及第二性征发育不良。患者身材矮小，常有蹼颈、盾胸、后发际低、肘外翻、腭高耳低、鱼样嘴等临床特征，可伴主动脉缩窄及肾、骨骼畸形。

②单纯性腺发育不全

③对抗性卵巢综合征。由于卵巢的胞膜受体缺陷，不能对促性腺激素产生反应，于是不能分泌激素，不能负反馈抑制垂体。临床特征是卵巢形态饱满，内有多数始基卵泡及少数初级卵泡，第二性征不发育，出现闭经及促性腺激素升高。

④雄激素不敏感综合征。又称睾丸女性化完全型。为男性假两性畸形，染色体核型为46，XY，性腺为睾丸，但未下降而位于腹腔内或腹股沟。睾酮水平虽在男性范围，由于胞质缺乏睾酮受体，故睾酮不发挥生物学效应，但睾酮仍能通过芳香化酶转化为雌激素，故表型为女型，至青春期虽乳房隆起丰满，但乳头发育不良，乳晕苍白，阴毛、腋毛稀少。睾丸又能分泌米勒管抑制因子，故阴道呈凹陷状，子宫及输卵管缺如。

⑤低促性腺索性腺功能减退。是由于下丘脑促性腺激素释放激素分泌缺乏或不足引起。临床以低促性腺激素、低性激素为特征，主要表现为青春期延迟，无月经来潮，无性征发育，而女性内生殖器分化正常。常伴有嗅觉障碍及先天性耳聋。

2. 继发性闭经

发生率较原发性闭经至少高10倍。其病因复杂，根据控制正常月经周期的4个主要环节，以下丘脑性闭经最常见，依次为垂体、卵巢及子宫性闭经，分别占继发性闭经的55%、20%、20%及5%。

（1）下丘脑性闭经：是最常见的一类闭经，以功能性原因为主。下丘脑弓状核含有传导神经内分泌的神经元，接受多处脑区的神经冲动，汇合成信号促使脉冲式释放促性腺激素释放激素。在卵泡期为维持正常卵泡功能，约每90分钟有一次促性腺激素释放激素脉冲频率，若脉冲式分泌模式异常，包括频率、幅度及量的变化，将导致卵泡发育障碍而闭经。

①紧张应激。精神创伤、环境变化等因素均可使机体处于紧张的应激状态，扰乱中枢神经与下丘脑之间的联系，从而影响下丘脑－垂体－卵巢轴而闭经。多见于年轻未婚妇女，从事紧张脑力劳动者。盼子心切或畏惧妊娠等强烈的精神因素也可干扰内分泌功能而发生假孕性闭经。闭经多为一时性，通常很快自行恢复，也有持续时间较长者。

②体重下降和营养缺乏。中枢神经对体重急剧下降极为敏感，而体重又

与月经联系紧密，不论单纯性体重下降或真正的神经性厌食均可诱发闭经。单纯性体重下降系指体重减轻标准体重的15%~25%。神经性厌食通常由于内在情感的剧烈矛盾或为保持体型而强迫节食引起的下丘脑功能失调。特征性表现为精神性厌食、严重消瘦和闭经。促性腺激素释放激素浓度降至青春期前水平，以致促性腺激素和雌激素水平低下而发生闭经。

③剧烈运动。剧烈运动（如长跑）易致闭经，原因是多方面的。初潮发生和月经的维持有赖于一定比例的机体脂肪，若运动员肌肉/脂肪比率增加或总体脂肪减少可使月经异常。另外，运动剧增后促性腺激素释放激素的释放受到抑制而引起闭经。

④药物。除垂体腺瘤可引起闭经溢乳综合征外，长期应用某些药物如吩噻嗪衍生物（奋乃静、氯丙嗪）、利舍平及甾体类避孕药，偶尔也可出现闭经和异常乳汁分泌。此种药物性抑制常是可逆的，一般在停药后3~6个月月经自然恢复。

⑤颅咽管瘤。位于蝶鞍上的垂体柄漏斗部前方可发生颅咽管瘤是垂体、下丘脑性闭经的罕见原因，瘤体增大压迫下丘脑和垂体柄时，可引起闭经、生殖器官萎缩、肥胖、颅内压增高、视力障碍等症状，称肥胖生殖无能营养不良症。

（2）垂体性闭经：主要病变在垂体。腺垂体器质性病变或功能失调可影响促性腺激素的分泌，继而影响卵巢功能而引起闭经。

①垂体梗死。常见的为席汉综合征。由于产后大出血休克，使垂体缺血坏死，尤以腺垂体为敏感，促性腺激素分泌细胞发生坏死，也可累及促甲状腺激素、促肾上腺皮质激素分泌细胞。于是出现闭经，无乳，性欲减退，毛发脱落等症状，第二性征衰退，生殖器官萎缩，还可出现畏寒、嗜睡、低血压及基础代谢率降低。

②垂体肿瘤。位于蝶鞍内的腺垂体各种腺细胞可发生催乳激素腺瘤、生长激素腺瘤、促甲状腺激素腺瘤、促肾上腺皮质激素腺瘤及无功能的垂体腺瘤。不同类型的肿瘤可出现不同症状，但都有闭经表现，这是因为肿瘤压迫分泌细胞，使促性腺激素分泌减少所致。常见的催乳激素细胞肿瘤可引起闭经溢乳综合征。

③空蝶鞍综合征。因鞍膈不全或某种病变，蝶鞍内出现空隙，脑脊液流向蝶鞍的垂体窝，垂体受压缩小，而蝶鞍扩大。因压迫垂体发生高催乳激素血症，常见症状为闭经，有时泌乳。X线检查仅见蝶鞍稍增大；CT或磁共振检查则精确显示，在扩大的垂体窝中，可见萎缩的垂体和低密度的脑脊液。

（3）卵巢性闭经：闭经的原因在卵巢。卵巢分泌的性激素水平低下，子宫内膜不发生周期性变化而导致闭经。

①卵巢早衰。40岁前绝经者称卵巢早衰。表现为继发闭经，常伴更年期症状，具低雌激素及高促性腺激素特征。卵巢内无卵母细胞或虽有原始卵泡，但对促性腺激素无反应。病因以特发性即无明确诱因的卵巢萎缩及过早绝经最常见。另外，自体免疫病亦可引起本病，循环中存在多种器官特异性自身免疫抗体，卵巢活检见有淋巴细胞浸润。

②卵巢切除或组织破坏。双侧卵巢已手术切除或经放疗破坏卵巢组织，导致闭经。严重的卵巢炎也可破坏卵巢组织而闭经。

③卵巢功能性肿瘤。产生雄激素的睾丸母细胞瘤、卵巢门细胞瘤等，由于过量的雄激素抑制下丘脑－垂体－卵巢轴功能而闭经。分泌雌激素的颗粒——卵泡膜细胞瘤，因持续分泌雌激素抑制了排卵，使子宫内膜增生过长而短暂闭经。

④多囊卵巢综合征。以长期无排卵及高雄激素血症为特征，表现为闭经、不孕、多毛和肥胖，且双侧卵巢增大，持续无排卵。

（4）子宫性闭经：闭经的原因在子宫。此时月经调节功能正常，第二性征发育也往往正常，但子宫内膜受到破坏或对卵巢激素不能产生正常的反应，从而引起闭经。

①Asherman综合征。是子宫性闭经中最常见原因。因人工流产刮宫过度或产后、流产后出血刮宫损伤引起，尤其当伴有子宫内膜炎时更易导致宫腔粘连或闭锁而闭经。颈管粘连者有月经产生，但不能流出；宫腔完全粘连者则无月经。

②子宫内膜炎。结核性子宫内膜炎时，子宫内膜遭受破坏易致闭经。流产或产后感染所致的子宫内膜炎，严重时也可造成闭经。

③子宫切除后或宫腔放射治疗后。手术切除子宫或放疗破坏子宫内膜而

闭经。

（5）其他内分泌功能异常：甲状腺、肾上腺、胰腺等功能紊乱也可引起闭经，常见的疾病为甲状腺功能减退或亢进、肾上腺皮质功能亢进、肾上腺皮质肿瘤等。

闭经的治疗

（1）全身治疗：积极治疗全身性疾病，提高机体抵抗力，供给足够营养，保持标准体重，消除紧张情绪。

（2）激素治疗

①激素替代治疗。目的是维持女性全身健康及生殖健康，维持性征和月经。雌激素替代，用于无子宫者。妊马雌酮0.625毫克，每日1次，连用21日，停药1周后重复给药。雌、孕激素人工周期疗法，适用于低雌激素性腺功能减退者。上述雌激素连服21日，最后10日同时给予甲羟孕酮2~6毫克，每日2次。孕激素疗法适用于体内有一定内源性雌激素水平的Ⅰ度闭经患者。可每隔1~2个月于月经周期后半期，每日口服甲羟孕酮10毫克，共10日。

②促排卵治疗。氯米芬适用于有一定内源性雌激素水平的无排卵者，月经第五日服药50~150毫克，每日1次，连用5日。氯米芬加绒毛膜促性腺激素联合治疗，适用于有生育要求者。在用氯米芬治疗后，B超检查卵泡发育成熟，即肌内注射绒毛膜促性腺激素5000~10000单位。绒毛膜促性腺激素加尿促性素，在月经第3~5日开始，肌内注射尿促性素75~150单位，连用7~10日，卵泡成熟后，停用尿促性素，肌内注射绒毛膜促性腺激素5000~10000单位，B超检查排卵。

③溴隐亭。适用于高泌乳素和垂体腺瘤患者。每日2.5~5毫克，一般服药5~6周月经恢复。

④其他激素治疗。肾上腺皮质激素，适用于肾上腺皮质增生症所引起的闭经，地塞米松0.75毫克，每日1次，口服；甲状腺素，适用于甲状腺功能低下引起的闭经，甲状腺素30毫克，每日1次，口服。

（3）手术治疗：有生殖道闭锁者，可手术切开或行成形术；有卵巢肿瘤或垂体肿瘤者，应手术切除。

外阴阴道假丝酵母菌病的治疗

（1）阴道用药：咪康唑栓剂，每晚 1 粒（100 毫克），连用 7～10 日；或每晚 1 粒（200 毫克），连用 3 日。克霉唑栓剂，每晚 1 粒（150 毫克），连用 7 日。制霉菌素栓剂，每晚 1 粒（10 万单位），连用 10～14 日，一般用 2～3 个疗程。

（2）全身用药：对未婚者、不愿意采用局部上药者、不能耐受局部用药者及局部用药效果不良者均可全身用药。氟康唑 150 毫克，顿服；酮康唑 200 毫克，每日 1～2 次，连服 5 日。

（3）性伴侣治疗：性伴侣治疗可预防女性重复感染。患病期间禁忌性生活。

外阴瘙痒的治疗

（1）药物治疗：治疗主要在于控制局部瘙痒。一般均主张采用皮质激素局部治疗（涂氟氢松或泼尼松软膏）。症状严重者，氯苯那敏（扑尔敏）4 毫克，口服；苯海拉明 25 毫克，口服；异丙嗪 25 毫克，口服。以兼收镇静和脱敏的功效。

（2）激光治疗：一般采用二氧化碳激光破坏深达 2 毫米的皮肤层，可消灭异常上皮组织和破坏真皮层内神经末梢，从而阻断瘙痒和搔抓所引起的恶性循环。

非特异性阴道炎的治疗

治疗原则为保持局部清洁、干燥，局部应用抗生素，消除病因。

（1）局部治疗：可用 0.1% 聚维酮碘液或 1∶5000 高锰酸钾液坐浴，每日 2 次，每次 15～30 分钟。坐浴后涂抗生素软膏或紫草油。此外，可选用中药水煎熏洗外阴部，每日 1 ~ 2 次。急性期还可选用微波或红外线局部物理治疗。

（2）病因治疗：积极寻找病因，若发现糖尿病及时治疗糖尿病，若有尿瘘、粪瘘应及时行修补术。

前庭大腺炎、前庭大腺囊肿的治疗

（1）炎症急性发作时，需卧床休息，局部保持清洁。可取前庭大腺开口处分泌物做细菌培养，根据病原菌选用口服或肌内注射抗生素。此外，可选用清热解毒中药局部热敷或坐浴。脓肿形成后需行切开引流及造口术，并放置引流条。

（2）前庭大腺囊肿可选用造口术，方法简单，损伤小，术后还能保留腺体功能。手术方法还可采用二氧化碳激光或微波做囊肿造口术。

慢性盆腔炎的治疗

（1）药物治疗：对局部压痛明显，急性或亚急性发作时，与治疗急性盆腔炎相同；在加用抗生素同时，可加用糜蛋白酶 5 毫克或透明质酸 1500 单位，肌内注射，隔日 1 次，5 ~ 10 次为 1 个疗程。上法对炎症的消散、粘连软化及瘢痕吸收可起一定作用。

（2）物理疗法：温热的良性刺激可促进盆腔血液循环、改善组织的营养状态、提高新陈代谢，以利于炎症吸收和消退。常用的有短波、超短波、离子透入、蜡疗等。

（3）手术治疗：经长期非手术治疗无效而症状明显或反复急性发作者，或已形成较大炎性包块者，可采取手术治疗。

外阴鳞状细胞癌的治疗方法

外阴鳞状细胞癌应以手术为主，辅以放射治疗（放疗）和化学药物治疗

（化疗）。

（1）手术治疗

①0 期可行单侧外阴切除。

②ⅠA 期外阴广泛切除；ⅠB 期病灶位于侧边，则行外阴根治术及同侧腹股沟淋巴结清扫术。若病灶位于中线则行外阴根治术及双侧腹股沟淋巴结清扫术。

③Ⅱ期手术范围同ⅠB 期；若有腹股沟淋巴结转移，术后加放射治疗，也可加用化学药物治疗。

④Ⅲ期手术范围同Ⅱ期或伴尿道前部切除与肛门皮肤切除。

⑤Ⅳ期外阴广泛切除、直肠下端和肛管切除、人工肛门成形术及双侧腹股沟、盆腔淋巴结清扫术。癌灶浸润尿道上段与膀胱黏膜，则须做相应切除。

（2）放射治疗：外阴鳞癌虽对放射线敏感，但外阴正常组织对放射线耐受性差，使外阴癌灶难以达到最佳放射剂量。外阴癌放疗指征为：不能手术或手术危险性大，癌灶范围大不可能切干净或切除有困难者；晚期患者先行放疗，待病灶缩小后，再行保守性手术；复发可能性大的病例，如淋巴有转移、手术残端癌细胞残留，病灶靠近尿道及直肠，既要保留这些部位，又要切除病灶，但又难以保留这些部位者。

（3）化学药物治疗：较晚期癌或复发癌可采用化学药物治疗手段。常用药物有多柔比星、顺铂、环磷酰胺、氟尿嘧啶和长春新碱。

①单独用药：氟尿嘧啶 150 毫克/千克体重，4～5 日；以后 75 毫克/千克体重，一直维持到出现毒副作用为止。环磷酰胺每日 200 毫克。多柔比星每次 60 毫克/平方米体表面积，静脉注射，每 3 周 1 次。

②晚期患者：多柔比星 30 毫克/平方米体表面积，加顺铂 50 毫克/平方米体表面积，加长春新碱 0.2 毫克/平方米体表面积。

宫颈癌的治疗

（1）手术治疗：适用于ⅠA 至ⅡB 期患者，年轻患者可保留卵巢及阴道功能。

①ⅠA₁期。选用经腹筋膜外子宫切除术，要求保留生育功能者可行宫颈锥形切除术。

②ⅠA₂期。选用改良式广泛子宫切除术及盆腔淋巴结清扫术。

③ⅠB至ⅡB期。多选用广泛子宫切除术及盆腔淋巴结清扫术。术中冷冻切片检查髂总淋巴结有癌转移者，应做腹主动脉旁淋巴结清扫或取样。进一步明确病变范围，选择术后治疗方案。

（2）放射治疗：适用于各期患者，特别是晚期或无法手术的患者。包括腔内照射和体外照射。

（3）手术和放射联合治疗：局部病灶较大，先做术前放射治疗待病灶缩小后再做手术。术后放射治疗对手术治疗后有盆腔淋巴结转移、宫旁转移或阴道有残留病灶，可消灭残存癌灶，减少复发。

（4）化学药物治疗：用于较晚期病灶大或复发者的手术前及放射线治疗前的综合治疗。常用药物有顺铂、多柔比星、氟尿嘧啶、环磷酰胺等。

①环磷酰胺200～400毫克，氟尿嘧啶500毫克，静脉注射，共10日。

②多柔比星每次60毫克/平方米体表面积，3周。

③晚期可用顺铂50毫克/平方米体表面积，加长春新碱0.2毫克/平方米体表面积，加多柔比星30毫克/平方米体表面积。

子宫肌瘤的治疗

根据患者的年龄、生育要求、症状、肌瘤大小等情况全面考虑，综合分析，做出治疗方案。

（1）随访观察：肌瘤小，无症状者不需治疗。3～6个月随访检查1次。随访中若发现肌瘤增大较快或症状明显时，要及时修正治疗方案。

（2）药物治疗：若子宫增大如2个月妊娠大小以内、症状不明显或月经量稍有增多、近绝经期及全身情况不适宜手术，可给予药物治疗。

①雄激素治疗。雄激素对抗雌激素，使子宫内膜萎缩，减少出血，近绝经期患者提早绝经。丙酸睾酮每次25毫克，每5日肌内注射1次；月经期每次25毫克，每日1次，口服，共3次。或用甲睾酮每次5～10毫克，每日

1~2次，口服，每月总量不超过300毫克。

②拮抗孕激素药。米非司酮每次10毫克，每日1次，连服3个月。

（3）手术治疗：适用于子宫2个半月以上妊娠大小，或症状明显并导致继发性贫血。

手术方式有子宫肌瘤剥除术，适用于35岁以下未婚或未孕者。子宫切除术，适用于肌瘤较大，症状明显，经药物治疗无效，不需保留生育功能者或疑有恶变者。黏膜下肌瘤摘除术，黏膜下肌瘤脱出宫颈口者，可经阴道直接摘除，或用宫腔镜摘除。

（4）恢复期治疗：剖宫手术后应鼓励患者早下床活动，以促进各系统恢复，减少肺部并发症；加速肠蠕动，减少肠粘连，促进伤口愈合。营养不良及体质衰弱者，应适当延迟活动期限。出院后可适当休息，同时要根据身体情况进行一些活动量较小的体育锻炼，以身体不感觉疲劳为宜，避免营养过剩，不活动，体重增加过多，不利于身体健康。全子宫切除的患者，性生活于手术后3个月可恢复。

子宫内膜癌的治疗

治疗应根据子宫大小、肌层是否被癌浸润、宫颈管是否累及、癌细胞分化程度及患者全身情况等而定。主要的治疗为手术、放疗及药物治疗，可单用或联合应用。

（1）手术治疗：为首选的治疗方法，尤其对早期病例。

①Ⅰ期患者应行筋膜内全子宫切除术及双侧附件切除术。具有以下情况之一者，应行盆腔及腹主动脉旁淋巴结取样和（或）清扫术：病理类型为透明细胞癌、浆液性癌、腺鳞癌或分化程度为G3的内膜样癌，侵犯肌层深度≥1/2，癌症累及宫腔面积超过50%或有峡部受累者。

②Ⅱ期患者应行广泛子宫切除术及双侧盆腔淋巴结清扫与腹主动脉旁淋巴结清除术。当进入腹腔后应立即取腹水（若无腹水则注入生理盐水200毫升冲洗腹腔，取冲洗液）离心沉淀后找癌细胞。

（2）手术加放射治疗

①Ⅰ期患者腹水中找到癌细胞或深肌层已有癌浸润，淋巴结可疑或已有转移，手术后均需加用放射治疗。

②Ⅱ、Ⅲ期患者根据病灶大小，可在术前加用腔内照射或体外照射。腔内放射治疗结束后 1~2 周进行手术。体外照射结束 4 周后进行手术治疗。

（3）放射治疗：腺癌虽对放射线不敏感，但在老年或有严重并发症不能耐受手术与Ⅲ、Ⅳ期病例不宜手术者均可考虑放射治疗，仍有一定效果。放射治疗应包括腔内照射及体外照射。

（4）孕激素治疗：对晚期或复发癌患者、不能手术切除或年轻、早期、要求保留生育功能者，均可考虑孕激素治疗。各种人工合成的孕激素制剂（如甲羟孕酮、己酸羟孕酮等）均可应用，用药剂量要大。甲羟孕酮每日 200~400 毫克；己酸羟孕酮每次 500 毫克，每周 2 次，至少用 10~12 周才能评价有无效果。其作用机制可能是直接作用于癌细胞，延缓 DNA 和 RNA 的复制，从而抑制癌细胞的生长。对分化好，生长缓慢，雌、孕激素受体含量高的内膜癌，黄体酮治疗效果较好。不良反应较轻，可引起水钠潴留、水肿、药物性肝炎等，停药后逐渐好转。

（5）抗雌激素制剂治疗：他莫昔芬为一种非甾体类抗雌激素药物，并有微弱的雌激素作用，也可用以治疗内膜癌。其适应证与孕激素治疗相同。一般剂量为 10~20 毫克，每日 2 次，口服，长期或分疗程应用。他莫昔芬有促使孕激素受体水平升高的作用，受体水平低的患者可先服他莫昔芬使孕激素受体含量上升后。再用孕激素治疗或两者同时应用可望提高疗效。不良反应有潮热、畏寒、急躁等类似围绝经期综合征的表现；骨髓抑制表现为白细胞、血小板计数下降；其他不良反应可有头晕、恶心、呕吐、不规则阴道少量出血、闭经等。

（6）化学治疗：晚期不能手术或治疗后复发者可考虑使用化学药物治疗，常用药物有多柔比星、氟尿嘧啶、环磷酰胺、丝裂霉素等。可单独应用，也可几种药物联合应用，也可与孕激素合并应用。

不孕症的治疗

（1）对症治疗：治疗引起各种不孕的疾病，改善全身状况；对夫妻双方进行性生活指导；有器质性病变者，如子宫畸形、子宫肌瘤、子宫内膜异位、阴道畸形、生殖道炎症要进行相应的治疗。

（2）促排卵治疗

①克罗米酚。每次 50~150 毫克，每日 1 次，连用 5 日，于月经第五日开始服用。

②溴隐亭。每次 1.25 毫克，每晚 1 次，口服；1 周后无不适，改用每次 1.25 毫克，每日 2 次，口服。适用于无排卵伴有高泌乳血症。

（3）甲状腺功能低下治疗：可给甲状腺素，口服。

（4）黄体功能不良治疗：可用绒毛膜促性腺激素 1000~2000 单位，于排卵期体温升高 1~2 日后，肌内注射，每日或隔日 1 次；或用黄体酮 20 毫克，肌内注射，每日 1 次，连用 7~10 日。

（5）免疫性不孕治疗：可用局部隔离法，性交时用避孕套使精子不能射入阴道，停止其与抗原接触而使体内抗体逐渐下降，一般半年后抗体可自然消失，停止使用避孕套后可自然受孕。同时，可使用激素类药物。

（6）手术治疗

①输卵管性梗阻或粘连引起不孕，可行输卵管粘连松解术和输卵管吻合术等。

②输卵管通而不畅者行通液、理疗及中药治疗。输卵管通液一般用地塞米松 5 毫克，庆大霉素 4 万~8 万单位，糜蛋白酶 10 毫克，生理盐水 20 毫升。在月经干净 2~13 日通液，隔日 1 次，可通 2~3 次。

③宫腔粘连行分离术，纵隔子宫在宫腔镜下行纵隔切开术。

（7）辅助生育技术：包括人工授精、体外受精与胚胎移植。

子宫脱垂的治疗方法

1. 子宫托治疗

适用于Ⅰ度重型、Ⅱ度轻型子宫脱垂者。方法简便、安全、疗效可靠。子宫托放入阴道内，可以支持盆底组织，阻止子宫脱出；患者还能参加劳动，而且又无不适感觉，取放简单。

（1）适应证：Ⅰ度、Ⅱ度脱垂无其他禁忌证者，均可使用；经非手术疗法后，为巩固疗效，配合使用；经其他非手术疗法无效或复发者；体质衰弱或因病不适宜手术治疗者。

（2）禁忌证：阴道口宽敞、阴道或穹窿过于短浅、肛提肌力弱等难以支持子宫托；会阴Ⅲ度裂伤、重度膀胱膨出或直肠膨出，以及有膀胱或直肠瘘者；生殖器有炎症、肿瘤者。

（3）子宫托种类及用法

①环状子宫托。上托时洗净双手，平卧，两腿屈曲分开，将大、小阴唇分开，一手将托由阴道口斜着放入阴道内侧并逐渐放平，将托环的后端用食指推入后穹窿，前端向内上推送，卡在耻骨弓内侧1~2厘米处，再用食指在阴道内检查托的大小是否合适，子宫颈是否卡在子宫托的当中。尔后屏住呼吸站起及蹲下，若托环不脱下且无不适感，即可使用。

②喇叭花形子宫托。上托时洗手，平卧，屈腿分开，一手持托柄，将其弯曲面向上，然后将托盘后边沿阴道后壁推入阴道，越深越好，直到托盘达到宫颈为止。托盘吸住宫颈，托好后，屏气使子宫下降，同时用手指推住托柄，或将托放入后，缩肛数次亦可；或取侧坐姿势，将一脚搁在凳上，以同法将托放入；还可取蹲位姿势，以同法放托。

取托姿势与放托相同，取托时不要用力过猛，可用拇、食、中指捏住托柄，将托上、下、左、右轻轻摇动，感到托盘不再吸住宫颈时即拉出；或先将托柄向下、向后拉，再向上、向前拉出。

（4）子宫托号码选择：从小号试起，以放入后屏气不脱落也无不适感为准。

（5）注意事项

①使用前要详细检查全身和局部情况，选择质地纯、大小形状适合的子宫托。

②放托前排净大小便，检查托的边缘是否光滑，涂些润滑剂。

③放托后，注意托与阴道壁之间应可通过指尖，以免过紧，引起压迫症状和局部反应。

④使用期间保持阴道清洁，经常坐浴，每晚将托取下清洗一次，次日白天将托放入阴道内。

⑤月经期和怀孕3个月后停止使用。

⑥塑料子宫托可用1∶5000升汞水、1∶8000高锰酸钾溶液浸泡10分钟消毒，切勿煮烫，以防变形。

（6）盆底肌肉运动锻炼：在治疗期间可教会患者自己练习盆底肌肉运动锻炼。方法：患者坐于凳上，两小腿交叉，两手不扶东西站起，随后坐下。如此反复动作多次，可使盆底肌肉紧张度增加。

2. 手术治疗

适用于Ⅱ度、Ⅲ度子宫脱垂及非手术治疗无效者。

（1）阴道前后壁修补术：适用于Ⅰ度子宫脱垂伴有明显阴道前、后壁膨出者。

（2）阴道前后壁修补加切除部分宫颈及缩短主韧带术：适用于阴道前后壁膨出及宫颈较长者。

（3）经阴道子宫全切除加阴道前后壁修补术：适用于Ⅱ度、Ⅲ度子宫脱垂并发阴道壁膨出者。

（4）阴道纵隔成形术：本手术部分封闭阴道，术后失去性交功能。适用于年老体弱或因其他疾病不能耐受复杂手术者。术前应排除子宫恶性肿瘤可疑。术后应注意外阴清洁，避免伤口感染。避免便秘、长期站立、下蹲增加腹压，以免影响伤口愈合。

子宫内膜异位症的治疗方法

根据患者年龄、症状、病变部位与范围以及对于生育的要求，选择适当的治疗方法。一般而言，有生育要求的轻度患者，以药物治疗为主；中度或重度而需保留生育能力者，可选择保守性手术加药物治疗；年轻而无生育要求的重度患者，可行保留卵巢功能的半根治手术治疗；症状与病变严重且无生育要求，年龄较大者，可考虑根治性手术。

（1）对症治疗：可针对痛经给予镇痛药，一般可选择前列腺素合成酶抑制药，如布洛芬、萘普生、吲哚美辛等。有生育要求者，可进行腹腔镜检查，解除盆腔粘连，促使其尽快受孕。

（2）药物治疗

①高效孕激素周期疗法。用于痛经较明显而病变轻微、未婚或暂无生育要求者。用药物抑制排卵，以缓解症状，防止病情继续发展。可选用炔诺酮（妇康片）、甲地孕酮（妇宁片）、甲羟孕酮，月经周期第6～25日，每日4～8毫克，连用3～6个周期。

②假绝经疗法。用于病变轻至中度，痛经较重或不孕者。主要通过抑制下丘脑－垂体轴而抑制卵巢功能，使子宫内膜萎缩，病灶缩小或消失，症状缓解。

达那唑每次200毫克，每日2～4次，从月经周期第一日起，持续3～18个月，一般为6个月。

孕三烯酮每次2.5毫克，每周2次，从月经周期第一日起，持续6～9个月。

促性腺激素释放激素激动药，目前临床上应用的多为亮丙瑞林缓释剂或戈舍瑞林缓释剂。月经第一日皮下注射亮丙瑞林3.75毫克或戈舍瑞林3.6毫克，以后每隔28日再注射1次，共3～6次。

③假孕疗法。避孕药为低剂量高效孕激素和炔雌醇的复合片，是最早用于治疗子宫内膜异位症的激素药物。长期连续服用避孕药9个月造成类似妊娠的人工闭经，称假孕疗法。

（3）手术治疗

①适应证。药物治疗后症状不缓解，局部病变加剧或生育功能仍未恢复者。卵巢子宫内膜异位囊肿直径＞5厘米，特别是迫切需要生育者。

②手术方式。有保留生育功能手术、保留卵巢功能手术和根治性手术。

a. 保留生育功能手术：切除或破坏异位内膜病灶，但保留子宫，双侧或一侧卵巢，至少保留部分卵巢组织。适用于年轻有生育要求的患者，特别是采用药物治疗无效者。该术式术后复发率约为 40%。

b. 保留卵巢功能手术：将盆腔内病灶及子宫予以切除，至少保留一侧卵巢或部分卵巢以维持患者的卵巢功能。适用于年龄在 45 岁以下且无生育要求的重症患者。该术式术后复发率约 5%。

c. 根治性手术：将子宫、双附件及盆腔内所有异位子宫内膜灶予以切除或清除。适用于 45 岁以上的重症患者。术后不用雌激素补充治疗者，几乎不复发。

（4）腹腔镜手术治疗：腹腔镜可作为诊断工具，亦可作为治疗手段。对于小而表浅的病灶可用双极或单极电热凝或气化；对大病灶可进行分离，然后切除病灶；亦可对囊肿进行穿刺，吸出囊液，用电凝或激光破坏囊壁。

04

中医治疗

治疗急性宫颈炎的中药

1. 中药治疗

［方药一］猪苓、土茯苓、赤芍、丹皮、败酱草各15g，栀子、泽泻、车前子（包）、川牛膝各10g，生甘草6克。

［功效］清热，利湿，止带。

［适应证］湿热下注带下量多，色黄或夹血丝，质稠如脓，臭秽，阴中灼痛肿胀，小便短黄，舌质红、苔黄腻，脉滑数。

［方药二］党参、白术、茯苓、生苡仁、补骨脂、乌贼骨各15g，巴戟天、芡实各10g，炙甘草6g。

［功效］健脾温肾，化湿止带。

［适应证］脾肾两虚带下量多，色白质稀，有腥味，腰膝酸软，纳呆便溏，小腹坠痛，尿频，舌质淡、苔白滑，脉沉缓。

2. 中药外治法

（1）宫颈敷药法

①蒲公英、地丁、蚤休、黄柏各15g，黄连、黄芩、生甘草各10g，冰片0.4g，儿茶1g。研成细末，敷于宫颈患处，隔天1次。适用于急性宫颈炎。

②双料喉风散：先擦去宫颈表面分泌物，再将药粉喷涂于患处，每周2次，10次为1疗程。适用于急性宫颈炎及宫颈糜烂。

③养阴生肌散：清洁宫颈，将药粉喷涂于患处，每周2次，10次为1疗程，适用于宫颈糜烂。

（2）阴道灌洗法：野菊花、苍术、苦参、艾叶、蛇床子各15g，百部、黄柏各10g。浓煎20ml，进行阴道灌洗，每天1次，10次为1疗程。适用于急性宫颈炎。

治疗慢性宫颈炎的中医方法

中医治疗慢性宫颈炎是采取内、外治疗相结合的方法。内治即辨证分型论治，外治包括局部上药、熏洗及阴道冲洗等。

1. 内治法

（1）脾虚型　治以益气健脾，除湿止带。

［处方］白术30g、山药30g、人参6g、白芍15g、苍术10g、甘草3g、陈皮2g、黑荞穗2g、柴胡2g、车前子（包）10g，若带下绵绵不断者，加金樱子15g、芡实10g、龙骨15g以固涩止带；若伴有小腹冷痛，加艾叶10g、乌药10g以温经散寒。

（2）肾虚型

①肾阳虚型：治以温补肾阳，固涩止带。方用右归丸加减。处方：熟地10g、鹿角胶10g、菟丝子10g、杜仲10g、肉桂6g、制附子10g、补骨脂10g、黄芪10g。若大便溏薄者，可在上方中加肉豆蔻15g以温肾止泻。

②肾阴虚型：治以滋补肾阳，清热止带。方用知柏地黄汤。处方：熟地12g、山萸肉10g、山药10g、泽泻10g、茯苓12g、丹皮10g、知母10g、黄柏10g、枸杞子12g。若带下量多，加芡实15g、乌贼骨10g固涩止带。

（3）湿热型：治以清热利湿止带。方用易黄汤加味。处方：山药18g、芡实10g、黄柏10g、车前子（包）10g、白果10g、丹皮10g、茵陈10g、牛膝6g。若有脾虚者，加黄芪30g、炒白术10g以健脾益气。

2. 外治法

（1）局部上药

［处方1］墓头回60g、连翘60g、枯矾30g，将上药共研成细粉备用。用时将阴道分泌物擦净，将药粉约1g放在消毒棉球上，送入阴道，紧贴宫颈，一般3天上药1次，3次为1疗程。

［处方2］金银花、甘草等量，将药物研成细粉备用。用时先清洁阴道分泌物。用消毒棉团蘸药粉，塞入阴道，第2天取出，连用7次为1疗程。此外，也有将西瓜霜或双料喉风散等喷涂于宫颈，治疗慢性宫颈炎。

（2）熏洗法处方：野菊花、紫花、地丁、半枝、莲丝、瓜络各30g，将几味药同煎，熏洗阴部，每日1次，7日为1疗程。本方具有清热解毒，利湿止带的功效，可用于湿热型子宫颈炎。

（3）阴道冲洗法处方：刘寄奴、蒲公英各60g，败酱草、山慈菇、黄柏、苦参、金银花各30g，白花蛇舌草100g，将上药加水煎取1000ml，放入冲洗瓶内，药液温度降至20～30℃时，让患者取膀胱截石位，用扩阴器扩开阴道，冲洗宫颈，每天1次。本方具有清热解毒，利湿止带作用。

中医治疗急性子宫内膜炎和子宫肌炎的方法

中医治疗本病采取辨证论治的方法。中医认为本病多发生在产后，患者气血亏虚，故虽然病属热证，也不能过于攻伐，应视患者情况在克伐邪气的同时，加用益气补血之品。具体治疗如下：

（1）湿热蕴结型：治以清热利湿，活血止痛。方用四妙丸合解毒活血汤加减。处方：苍术10g、黄柏10g、牛膝10g、连翘15g、赤芍12g、丹皮12g、生薏仁15g、桃仁10g、丹参20g、柴胡10g、红藤15g、生甘草10g。

若伴有乏力，舌体胖大、边有齿痕等气虚之象，可加太子参15g、炒白术12g、云苓15g以益气健脾利湿；若经血淋漓不断，或产后恶露量多，加用益母草20g、三七粉3g（冲服）、蒲黄炭10g以化瘀止血；若腹痛甚，加木香6g、延胡索10g、川楝子10g以行气止痛；腰骶酸痛明显者，可加川续断20g补肾强腰。

（2）瘀热互阻型：治以活血化瘀，清热解毒。方用少腹逐瘀汤加减。处方：当归12g、川芎6g、蒲黄10g、五灵脂10g、延胡索10g、川楝子10g、丹皮10g、赤芍10g、蒲公英10g、败酱草10g、生甘草10g。

腹痛甚者，加乳香、没药各10g以活血化瘀止痛；若带下量多，可加黄柏10g、车前子（包）10g以清热利湿止带；大便秘结者，加枳实6g、大黄6g以泻下通便；若恶露不绝或经血淋漓不止，加益母草20g化瘀止血。

（3）热毒壅盛型：治以清热解毒，活血化瘀。方用五味消毒饮加味。处方：金银花15g、野菊花12g、蒲公英12g、紫花地丁15g、天葵子9g、生地

12g、丹皮12g、赤芍12g、生甘草10g。若高热不退，口渴喜饮，可加生石膏30g、知母12g、天花粉15g以清热养阴；若小腹痛甚，加用蒲黄10g、五灵脂10g以活血化瘀止痛；若患者倦怠嗜睡，少气懒言，加用西洋参15g、麦冬12g以益气养阴；若带下量多，可加黄柏10g、车前子（包）20g以清热利湿。

此外，中药灌肠可取得很好的疗效。方用：红藤30g、败酱草30g、蒲公英30g、三棱10g、莪术10g、延胡索15g，将上方浓煎成100ml，保留灌肠。每天1~2次，10次为1疗程。

饮食疗法是中医学中的重要组成部分，作为某些疾病的辅助疗法，可起到协同作用。下面介绍两个食疗方。

（1）败酱野菊粥：败酱草15g、野菊花10g、粳米50g，将败酱草、野菊花加水煎煮，去掉药渣后放入粳米煮粥，熟后放入适量的糖。每天可分2次服用。本方具有清热利湿解毒的功效。

（2）佛手玫瑰花煎：佛手12g、玫瑰花10g、败酱草20g，将上3味放入砂锅内用水煎至300ml，分2次口服。本方具有活血化瘀，清热解毒的功效。

中医治疗慢性子宫内膜炎和子宫肌炎的方法

1. 中药方

（1）湿热内阻型：治以清热利湿兼活血化瘀。方用四妙丸（《成方便读》）合桃仁红花煎（《素庵医案》）加减。煎汤口服。处方：黄柏10g、生薏仁20g、苍术10g、牛膝10g、桃仁10g、红花10g、赤芍10g、当归12g、川芎10g、败酱草12g、红藤12g、生甘草10g。若月经淋漓不断，色红，可加益母草10g、茜草15g、侧柏叶12g活血化瘀，凉血止血；带下量多色黄者，加车前子（包煎）20g、泽泻15g以清利湿热。

（2）瘀血阻滞型：治以活血化瘀，行气止痛。方用血府逐瘀汤（《医林改错》）加减。煎汤口服。处方：当归10g、川芎10g、桃仁10g、红花6g、赤芍12g、柴胡10g、川牛膝12g、枳壳10g、生地12g；若小腹疼痛明显，加蒲黄10g、五灵脂10g、香附10g以活血行气止痛。

（3）阴虚内热型：治以滋阴清热。方用知柏地黄丸（《医宗金鉴》）加减。煎汤口服。处方：知母 10g、黄柏 10g、生地 10g、山药 10g、山萸肉 10g、丹皮 10g、泽泻 10g、茯苓 12g、女贞子 12g、旱莲草 10g，若白带色黄臭秽，则加败酱草 12g、生苡仁 15g、车前子 15g 以清热利湿止带；若心烦急躁，则加炒山栀 12g、郁金 10g、柴胡 10g 以疏肝理气并清热。

2. 食疗方

（1）槐花苡米粥（《粥谱》）：槐花 10g、薏苡仁 30g、冬瓜仁 20g，大米适量，将槐花、冬瓜仁同煎成汤，去渣，放入薏苡仁及大米同煮成粥服食。本方具有益气祛湿之功。

（2）生地黄鸡（《饮膳正要》）：生地黄 250g、乌鸡 1 只、饴糖 150g。将鸡去毛，肠肚洗净，细切，地黄与糖相混匀，纳鸡腹中，隔水蒸熟，不用盐醋等调料。本方具有滋阴清热之功。

中医治疗慢性输卵管炎的方法

1. 中药方

（1）湿热下注型：治以清热利湿。方用止带方加减。煎汤口服。处方：黄柏 10g、牛膝 10g、猪苓 12g、车前子（包）12g、泽泻 6g、赤芍 12g、丹皮 10g、茵陈 6g、苍术 10g。若腹痛明显，加用延胡索 10g、川楝子 10g，以行气止痛；若纳差便溏可改苍术为炒白术 10g，加云苓 18 克、生苡仁 20g 以健脾祛湿。

（2）瘀热互结型：治以活血化瘀，清热解毒。方用当归元胡汤。煎汤口服。处方：当归 15g、延胡索 15g、败酱草 20g、酒大黄 15g、赤芍 15g、香附 12g、桃仁 15g，水煎服。若小腹刺痛明显，加用乳香 10g、没药 10g 以化瘀止血；小腹胀痛明显者，加用川楝子 10g、枳壳 10g 以行气止痛；若经量少，色暗有块，加用益母草 20g 活血化瘀；若白带量多、色黄，加用茵陈 15g、泽泻 12g 以清利湿热。

（3）寒湿凝滞型：治以温阳散寒，活血祛湿。方用少腹逐瘀汤。煎汤口服。处方：小茴香 9g、干姜 6g、当归 12g、川芎 9g、桂枝 9g、赤芍 12g、没药 10g、艾叶 10g、苍白术各 10g、云苓 15g、泽兰 10g、红藤 10g，水煎服。

若带下量多，色白质稀，加用肉豆蔻 10g、白果 10g 以温肾止带。若腰酸痛明显，加杜仲 10g、川断 20g 以益肾强腰。

以上方药口服后，剩余药渣可放入布袋敷于下腹部，每次热敷 20 ~ 30 分钟。

中药肛门点滴对治疗本病可取得很好的疗效。处方：赤芍 20g、红藤 20g、败酱草 20g、蒲公英 20g、夏枯草 15g、丹参 20g。上方浓煎 100ml，肛门点滴，每天 1 ~ 2 次，15 次为 1 疗程。用于湿热下注或瘀热互结型患者。若有包块形成，可加三棱 20g、莪术 15g 以化瘀消聚；有气虚之象时，加黄芪 30g 以益气健脾；若小腹冷痛，可去败酱草、蒲公英，加用细辛 10g、桂枝 10g 温经散寒。

2. 食疗方

（1）茯苓车前粥：茯苓 15g、车前子 10g、大米 100g，红糖适量。将前 2 味放入纱布包内与大米同时煎煮，粥熟后去药包，放入适量红糖服用。本方具有健脾益气，祛湿之功。

（2）柴胡 10g、生山楂 15g、当归 10g，白糖适量。将前 3 味同时放入锅内煎煮，去渣取汁，服用时调入适量白糖，每天 2 次。本方具有理气活血的作用。

中医治疗盆腔结缔组织炎的方法

中药外治包括有多种治疗方法。例如：透皮疗法、阴道蒸汽法、灌洗法、敷贴穴位法、中药肌注法、中药灌肠法、离子导入法等。

1. 灌肠方

（1）芡实 15g、延胡索 10g、茯苓 15g、旱莲草 10g、当归 20g、香附 15g、丹参 15g、枳壳 10g、白术 15g、桃仁 10g、川芎 15g、白芍 10g、败酱草 10g。本方具有理气疏肝、清瘀活血的功效。用法：以上各味，加水 800ml，用沙罐以大火煮开，再用小火煎熬成浓汁约 120ml，用纱布滤除药渣，再沉淀取汁，做保留灌肠用。使用前加热至 28 ~ 30℃，每晚临睡时，排空灌肠，保留 4 ~ 8 小时，10 天为 1 疗程。

（2）红藤 30g、败酱草 30g、蒲公英 30g、鸭跖草 30g、紫花地丁 30g、金银花30g、桃仁15g。本方具有活血清热、化瘀解毒的功效。用法：将以上药物加水熬煎二道取浓汁，然后将一二遍药液混合，浓煎为100ml，过滤后加0.25mg普鲁卡因（亦可加链霉素0.5~1g）。保持药温在30~36℃之间，做保留灌肠。每天1次，排空后灌肠，30分钟内灌完，保留4~6小时，10次为1个疗程。

2. 外敷疗法

（1）大枫子仁25g、木鳖子仁20g、铜绿15g、白矾20g。本验方具有软化吸收功效。将以上各味去杂，挑拣干净，用绞磨机磨成细粒，再共研细末，加入大枣（去核）50g，凡士林适量，共同搅拌成药泥，敷于腹部患处。

（2）大青盐500g。用铁锅将大青盐炒热至发烫（大约40~50℃），装入纱布包，放置于下腹部，每次热敷30分钟，敷时温度降低可反复加热。每天1~2次。本方具有温经散寒、消滞止痛的功效。

中医治疗外阴阴道假丝酵母菌病的方法

中医学认为生殖器念珠菌病是由于湿热在体内蕴结，加上外受毒邪所致。湿热是内因，而毒邪是外因，内因、外因相互作用使病情反复。日久湿热之邪必然要伤阴，出现阴伤、湿热阻滞的虚实夹杂的证候。中医治病特别注意不同的证候和不同的体质，给予不同的药物。一般讲，生殖器念珠菌病是以阴痒、白带增多为主要特征的一种疾病，故中医又称其为带下病、阴痒病。临床上常根据白带的量、色、气味及全身状况予以辨证施治，一般分为湿毒蕴结和肝肾不足两型论治。

（1）湿毒蕴结：主要症状为带下量多，色黄白，如豆渣样，有臭味，或带下夹有血丝，阴部瘙痒，甚至红肿、溃烂，尿频、尿急、尿痛，大便不爽，舌苔白腻，脉滑。这是由于湿热之邪蕴结日久，致使生虫成毒。湿毒蕴结伤及阴部出现诸多症状。治疗宜清热除湿、解毒止痒。方药：茯苓20g、猪苓10g、泽泻10g、车前子10g、茵陈10g、白鲜皮20g、鹤虱10g、蚤休30g、野菊花10g、白花蛇舌草30g。用法：每日1剂，水煎2次后混合药液，早晚分服。方解：方中以茯苓、猪苓、泽泻、车前子、茵陈等清热除湿，白鲜皮、鹤虱杀虫止痒，蚤休、野菊花、白花蛇舌草清热解毒。如患者伴有尿频、尿急、尿痛等症状可加入木通10g、滑石20g。

（2）肝肾阴虚：主要表现为反复发作，经久不愈者，白带淡白或淡黄，量少，偶有瘙痒，伴见心烦口渴，手心发热等。中医认为由于病程日久损伤肝肾，耗伤阴液，致使肝肾阴亏，治疗当以滋补肝肾，杀虫止痒，方以六味地黄汤加减。方药：生地15g、山药15g、山芋肉20g、丹皮10g、丹参10g、蛇床子15g、泽泻10g、茯苓15g、白花蛇舌草30g。用法：每日1剂，水煎后混合药液，早晚分服。

中医治疗生殖器结核的方法

1. 中医治疗

以辨证治疗为主，可辅以食疗。

（1）阴虚内热型：治以滋阴清热。方用黄芪鳖甲散（《卫生宝鉴》）。处方：黄芪15g、鳖甲15g、天冬10g、地骨皮10g、秦艽10g、人参10g、半夏10g、茯苓10g、紫菀10g、知母15g、生地10g、白芍10g、桑白皮10g、肉桂6g、桔梗10g、柴胡6g、甘草6g。若盗汗明显，加五味子10g、浮小麦30g以滋阴敛汗；若月经量多，漏下不止者，加旱莲草15g、茜草根15g以凉血止血。

（2）气血两亏型：治以益气养血；方用人参养荣汤（《和剂局方》）。处方：白芍90g、当归、陈皮、黄芪、人参、白术、桂心、炙甘草各30g，熟地、五味子、茯苓各22.5g，远志15g、生姜3片、大枣2枚，若经量过少，可加鸡血藤30g，丹参20g以养血调经。

（3）气血瘀滞型：治以理气活血。方用活血软坚汤（《实用男女病性病临床手册》）。处方：丹参15g、当归10g、桂枝6g、延胡索10g、香附10g、枳壳12g、五灵脂12g、土鳖虫10g、红花10g、皂刺10g、龟板15g、炙鳖甲15g、夏枯草15g。若有包块者，加三棱10g、莪术10g以破瘀消肿；若小腹疼痛明显者，加银花10g、鱼腥草10g以解毒杀虫。

（4）阴阳俱虚型：治以阴阳双补。方用左归丸化裁（《现代中西医妇科学》）。处方：生熟地各 15g、枸杞子 15g、山药 15g、山萸肉 12g、鹿角胶（烊化）10g、龟板胶（烊化）10g、菟丝子 20g、杜仲 20g、怀牛膝 15g、附子10g、肉桂 6g、生牡蛎（先下）30g。

2. 食物疗法

（1）鸡蛋荞麦面（《男女科药膳秘宝大全》）：鸡蛋 4 枚、荞麦面 200g，将鸡蛋打破放入面内，用砂锅研为老黄色，勿炒焦，研为细末，早晚每服12g。本方具有清热解毒，活血化瘀，通经活络的功效。

（2）萝卜炖羊肉（《养生食疗菜谱》）：白萝卜 1000g、羊肉 800g，葱、姜、味精、花椒、精盐适量。将羊肉及萝卜洗净切块，羊肉放锅内加入清水，中火烧，加入葱、姜、花椒，30 分钟后，移至小火上炖至将熟时，加萝卜炖熟，最后加盐、味精。本方具有益气血、补虚损之功。

围绝经期综合征的中医治疗

（1）中医辨证施治：本病的主要病因在于肾的阴阳失衡，或因肾阴虚不能涵养心肝，致心肝气火偏旺；或因阴虚及阳虚，心脾失调所致。治疗当以滋肾为主，偏于阳虚的，以补阳调脾。

①偏阴虚证

［主症］月经后期，量少，或先期，量多，色红，质稠，烦躁失眠，五心烦热，头晕耳鸣，腰膝酸软，大便干燥，舌红少苔，脉细数。

［治则］滋阴宁神。

［方药］左归饮加减。熟地黄、山药、枸杞子、山茱萸各 10 克，钩藤、紫贝齿各 15 克，炒酸枣仁 12 克，莲子心 3 克。

［用法］每日 1 剂，水煎服。

［加减］脾胃不和，兼见胃脘胀痛，大便溏薄，神疲乏力者，去熟地黄，加佛手片 6 克，炒白术 10 克，茯苓 15 克。

②偏阳虚证

［主症］月经后期，量少，色淡无血块，心烦少寐，纳差腹胀，大便溏薄，神疲乏力，面浮足肿，形寒肢冷，舌淡，苔薄白，脉沉细无力。

[治则] 温肾扶阳。

[方药] 右归丸加减。于地黄、山茱萸、枸杞子、党参、白术、茯苓各10克，淫羊藿、仙茅、陈皮、炮姜各6克，钩藤、紫贝齿各12克，远志9克。

[用法] 每日1剂，水煎服。

（2）验方

①玄参、丹参、党参、天冬、麦冬各10克，生地黄15克，熟地黄12克，柏子仁、酸枣仁各10克，远志5克，当归、茯苓各10克，浮小麦15克，白芍10克，延胡索6克，牡蛎15克，五味子、桔梗各10克。每日1剂，水煎服。用于养心安神，益阴镇静。

②夜交藤30克，炒酸枣仁15克，茯苓、合欢皮、石菖蒲各10克，柴胡12克，生地黄、麦冬、五味子、陈皮、甘草各10克。每日1剂，水煎服。用于滋肾养心，疏肝安神。

（3）针灸治疗：一般毫针取穴风池、百会、悬颅等。耳针取枕、额、脑、神门穴，每次每耳2~3穴，留针20~30分钟，埋针3~7日。

闭经的中医辨证论治

1. 辨证论治

（1）肝肾不足

[主症] 月经超龄未至，或初潮较迟，量少色淡，渐至闭经，面色晦暗，头昏耳鸣，腰膝酸软，手足心热，舌红或淡红，苔少或薄黄，脉细涩或弦细。阴虚发热者，则颧红盗汗，脉细数。

[治则] 滋补肝肾，养血调经。

[方药] 归神丸加减。熟地黄、杜仲、枸杞子、当归各9克，菟丝子、茯苓各12克，山茱萸、牛膝各6克，鸡血藤、龟板各12克，阿胶（炖烊，另冲）9克。

[用法] 每日1剂，水煎服；或用杞菊地黄丸9克，每日2次，口服。

（2）气血虚弱

[主症] 月经由后期量少，渐至停闭，面色苍白或萎黄，头晕目眩，心悸

怔忡，神疲气短，舌淡，苔薄白，脉细弱无力。

［治则］益气扶脾，养血调经。

［方药］八珍汤加减。党参、白术、茯苓、当归、熟地黄、白芍各9克，川芎、甘草各6克，鸡血藤15克，山楂9克，牛膝6克。

［用法］每日1剂，水煎服。

［加减］心悸怔忡，夜寐不安者，可用归脾丸每次1丸，每日2次，口服。

（3）气滞血瘀

［主症］精神抑郁，胸胁胀痛，少腹胀痛拒按，舌质紫黯，或有瘀点瘀斑，脉沉弦或沉涩。

［治则］理气活血，祛瘀通经。

［方药］血府逐瘀汤加减。党参、当归、红花、牛膝各9克，桃仁12克，赤芍、枳壳、川芎各6克，桔梗5克，柴胡、甘草各3克，王不留行12克，路路通6克。

［用法］每日1剂，水煎服。

［加减］小腹胀甚者，加香附、乌药各6克。

（4）寒湿凝滞

［主症］小腹冷痛，四肢不温，带下量多，色白质稀，舌苔薄白或白腻，脉沉紧。

［治则］温经散寒，活血通络。

［方药］温经汤加减。党参、当归、川牛膝、莪术各9克，白芍、牡丹皮各6克，川芎5克，桂心、炙甘草各3克，小茴香5克。

［用法］每日1剂，水煎服。

（5）湿痰内阻

［主症］形体肥胖，胸闷欲呕，痰多口淡，神疲倦怠，带多色白，舌淡胖，苔白腻，脉沉滑或弦。

［治则］行气化痰，健脾燥湿。

［方药］苍附导痰丸加减。苍术、香附各9克，陈皮、茯苓各6克，半夏、枳壳、南星、甘草各5克，生姜3克。

［用法］每日1剂，水煎服。

2．验方

（1）当归 10 克，赤芍 12 克，桃仁、红花各 10 克，川牛膝、乌药各 12 克，三棱 10 克，莪术 15 克，穿山甲、丹参、川芎各 10 克，肉桂 3 克。每日 1 剂，水煎服。用于活血化瘀，调气散寒。

（2）当归、桃仁、红花各 10 克，益母草 15 克，丹参 25 克，白芍 10 克，柴胡 12 克，香附、牛膝、陈皮各 10 克，甘草 6 克。每日 1 剂，水煎服。用于活血理气。

外阴阴道假丝酵母菌病的中医治疗

1．中药治疗

本病治疗以清热去湿、杀虫止痒为主要原则，并需配合外治法。

（1）湿毒内蕴

［主症］阴部瘙痒灼痛，带下量多，色白质稠如豆渣样，口苦咽干，心烦不宁，大便秘结，或小便涩痛，舌质红，苔黄腻，脉弦数。

［治则］利湿解毒，杀虫止痒。

［方药］猪苓 10 克，茯苓 20 克，车前子 10 克，泽泻 10 克，栀子 10 克，黄柏 10 克，茵陈 15 克，白鲜皮 10 克，七叶一枝花 15 克，牛膝 15 克。

［用法］每日 1 剂，水煎服。

（2）湿虫滋生

［主症］阴部瘙痒如虫爬状，甚则奇痒难忍，灼热疼痛，带下量多，色黄呈泡沫状，或色白如豆渣状，臭秽，胸闷呃逆，口苦咽干，小便黄赤，舌红，苔黄腻，脉滑数。

［治则］清热利湿，解毒杀虫。

［方药］薏苡仁 30 克，黄柏 10 克，赤茯苓 15 克，牡丹皮 15 克，泽泻 15 克，通草 15 克，滑石 20 克，淮山药 15 克。

［用法］每日 1 剂，水煎服。

2．验方

（1）全蝎、皂角刺各 5 克，刺蒺藜 10 克，白鲜皮 15 克，泽泻、当归各

10克，何首乌15克，槐米20克，苦参、生地黄各15克，陈皮10克，甘草5克。每日1剂，水煎服。用于祛风利湿，养血润肤。

（2）当归、白芍各15克，半枝莲30克，防风、生地黄、荆芥各10克，白花蛇舌草30克。每日1剂，水煎服。用于燥湿解毒。

（3）熏洗疗法：苦参、蛇床子、土槿皮、小蓟各30克，黄芩15克，川椒9克。水煎后熏洗阴部，每日1剂，早晚各1次。如有皮肤角化裂纹者，加芒硝30克；合并感染者，加土茯苓、忍冬藤各30克。一般当日可止痒，轻者5~7日可愈。

（4）敷脐法：芡实、桑螵蛸各30克，白芷20克。研成细末，醋调后敷于脐孔处，每日1次，7日为1个疗程。

外阴瘙痒的中医治疗

（1）蛇床子、花椒、明矾、苦参、百部各10~15克。煎汤趁热先熏后坐浴，每日1次，10次为1个疗程。

（2）紫草200克，香油750克。将紫草入香油炸枯、过滤、去渣，成油浸剂，用棉签蘸紫草油涂擦患处。适用于肝肾阴虚证患者。

非特异性阴道炎的中医治疗

（1）栀子6克，柴胡10克，木通6克，白糖适量。栀子、柴胡、木通加水煎煮20分钟，去渣取汁，调入白糖煮沸，分2次饮服，每日1剂，5~7日为1个疗程。

（2）冬瓜子30克，冰糖30克。将冬瓜子洗净，碾末，加入冰糖，冲开水，放入陶罐用文火隔水炖，温热服，每日2次，连服数日。

（3）白菜500克，绿豆芽50克。将白菜连根茎洗净，切片，绿豆芽洗净，一同放入锅，加水适量，煎煮15分钟，去渣取汁，当茶饮用，随时服用。

前庭大腺炎、前庭大腺囊肿的中医治疗

1. 中药辨证论治

本病则按"热者清之，寒者温之，坚者消之，虚者补之，下陷者托之"的原则。同时必须配合外治法以提高疗效。

（1）热毒

[主症] 初期外阴部一侧或两侧肿胀、疼痛，行动艰难，或肿处高起，形如蚕茧，不易消退，3～5 日便成脓，并可自行溃破，或溃后脓多臭秽而稠，伴恶寒发热，口干口苦，纳差，大便秘结，小便涩痛，舌苔黄腻，脉滑数。

[治则] 清热解毒，活血化瘀。

[方药] 蒲公英 15 克，金银花 15 克，野菊花 20 克，紫花地丁 12 克，天葵子 12 克，穿山甲 12 克，皂角刺 12 克，天花粉 12 克，贝母 10 克，冬瓜仁 15 克，白芷 10 克，生甘草 10 克。

[用法] 每日 1 剂，水煎服。

（2）气滞

[主症] 外阴部包块，按之柔软，推之可移，有坠胀感，或两胁胀痛，心烦易怒，喜叹息，舌质紫暗，苔薄，脉弦。

[治则] 疏肝理气，活血散结。

[方药] 柴胡 10 克，白芍 15 克，白术 15 克，茯苓 15 克，赤芍 15 克，当归 15 克，丹参 15 克，炮山甲 15 克，枳壳 10 克，青皮 10 克，夏枯草 15 克，甘草 6 克。

[用法] 每日 1 剂，水煎服。

（3）寒凝

[主症] 外阴部包块，按之柔软，推之可移，有坠胀感，或小便清长，大便溏薄，舌质淡黯，苔薄白，脉沉迟。

[治则] 温经散寒，活血行滞。

[方药] 熟地黄 20 克，白芥子 6 克，鹿角胶 15 克，肉桂 3 克，生姜炭 6 克，麻黄 6 克，当归 12 克，三棱 10 克，莪术 10 克，生甘草 6 克。

［用法］每日 1 剂，水煎服。

2．验方

（1）苦菜 40 克，生姜 20 克，黄酒 10 毫升。苦菜、生姜分别洗净、切碎、捣烂，以洁净的纱布绞取汁液，或用榨汁机榨汁，取液汁，两液等量合并。每次取 30 毫升，兑黄酒，冲开水饮服，每日 3 次。

（2）苦参、黄柏、蛇床子、艾叶、白鲜皮、桃仁、路路通、白矾各 15 克，食醋 10 毫升。加水适量煎 30 分钟，取药液 1000 毫升，加入食醋，每日熏洗患处 2 次。

慢性盆腔炎的中医治疗

1．中医辨证论治

本病由湿热、湿毒之邪乘虚入侵，与气血互结，蕴积胞脉、胞络，气血瘀滞，或肝经积郁，气滞血瘀，不通为痛。病情缠绵难愈，重伤正气，故临床常见寒热错综、虚实夹杂之证。

（1）湿热瘀结

［主症］低热起伏，小腹疼痛或灼痛拒按，腰骶酸痛，月经量多，或淋漓日久，带下增多，色黄黏稠或有秽气，尿赤便秘，口干欲饮，纳呆，舌红，苔黄腻，脉弦滑或滑数。

［治则］清热祛湿，理气化瘀。

［方药］当归 10 克，白芍 12 克，生地黄 12 克，黄连 6 克，香附 12 克，桃仁 12 克，红花 10 克，莪术 10 克，延胡索 12 克，牡丹皮 12 克。

［用法］每日 1 剂，水煎服。

加减：阴道出血淋漓不止者，去当归，加地榆 20 克，茜草根 15 克，以凉血活血，祛瘀止血；小腹疼痛甚者，加蒲黄 10 克，五灵脂 10 克，以祛瘀止痛。

（2）气滞血瘀

［主症］小腹胀痛、刺痛，白带增多，经行腹痛，月经色黯有块，块下痛减，经前乳房胸胁胀痛，情志抑郁，舌黯，有瘀点或瘀斑，苔薄，脉弦涩。

［治则］行气活血，化瘀散结。

［方药］红花10克，枳壳10克，赤芍15克，柴胡10克，甘草6克，桔梗10克，牛膝12克。

［用法］每日1剂，水煎服。

［加减］腹痛甚者，加乳香10克，没药10克，以化瘀止痛；恶露日久不绝，经期延长者，可加益母草30克，茜草根15克，以活血止血。

（3）寒湿瘀结

［主症］小腹冷痛，得热则舒，或坠胀疼痛，月经后期，量少色黯有块，白带增多，质稀色白，面白肢冷，舌淡苔白润，脉沉细或沉紧。

［治则］温经散寒，活血化瘀。

［方药］小茴香6克，干姜8克，延胡索12克，没药10克，当归12克，肉桂3克，赤芍15克，蒲黄10克，五灵脂10克。

［用法］每日1剂，水煎服。

［加减］白带多者，加苍术15克，茯苓20克，以燥湿健脾；腹痛明显者，加香附12克，艾叶10克，以散寒止痛。

（4）气虚血瘀

［主症］小腹疼痛，隐隐而作，或小腹坠痛，带下量多，色白质稀，月经或多或少，或经期延长，精神萎靡，体倦乏力，面色萎黄，舌淡，苔薄白或薄腻，脉细弦。

［治则］益气健脾，化湿活血。

［方药］党参20克，扁豆15克，茯苓20克，山药20克，莲子肉20克，薏苡仁30克，桃仁10克，红花10克，当归12克，甘草6克。

［用法］每日1剂，水煎服。

［加减］腹痛明显者，加蒲黄10克，五灵脂10克，以化瘀止痛；月经量多者，去当归，加茜草根15克，益母草20克，以化瘀止血；气虚明显者，加黄芪30克，以补气行血。

（5）肾虚血瘀

［主症］小腹疼痛，绵绵不休，白带增多，腰膝酸楚，头晕目眩，神疲乏力，舌黯或有瘀点，苔薄，脉沉细。

［治则］补益肝肾，活血祛瘀。

［方药］熟地黄 20 克，山药 20 克，枸杞子 20 克，山茱萸 10 克，菟丝子 20 克，桑寄生 20 克，川牛膝 15 克，丹参 15 克，当归 10 克，白芍 12 克，鸡血藤 20 克，甘草 6 克。

［用法］每日 1 剂，水煎服。

［加减］腰酸痛甚者，加狗脊 15 克，乌药 10 克；兼气虚者，加党参 20 克，黄芪 20 克；白带多者，加芡实 20 克，莲子肉 15 克，薏苡仁 30 克，牡蛎 30 克。

2．验方

（1）当归、川芎各 10 克，白芍 12 克，生地黄 12 克，黄连 6 克，香附 12 克，桃仁 12 克，红花 10 克，莪术 10 克，延胡索 12 克，牡丹皮 12 克。每日 1 剂，水煎服。用于清热利湿，理气化瘀。

（2）当归 12 克，生地黄 15 克，桃仁 12 克，红花 10 克，枳壳 10 克，赤芍 15 克，柴胡 10 克，甘草 6 克，桔梗 10 克，牛膝 12 克。每日 1 剂，水煎服。用于行气活血，化瘀散结。

（3）黄芩 15 克，黄连 6 克，黄柏 15 克，虎杖 30 克，丹参 10 克。将黄芩、黄连、黄柏、虎杖、丹参加水适量煎汤，去渣取汁，加入白糖调匀。此为 1 日量，分早晚温服，连服 10 日为 1 个疗程。

3．其他疗法

（1）中药离子导入法。用黄柏 30 克，当归 30 克，香附 20 克，加水浓煎，也可用 1% 小檗碱或复方丹参注射液。使用时用纸吸透药液，放在消毒的布垫上，放在外阴，连接电离子导入治疗仪阳极，另用无药的湿布垫放在腰骶部，连接阴极，治疗量为 5~10 毫安，每次 20~30 分钟，每日 1 次，10 次为 1 个疗程。

（2）针灸。主穴取中极、关元、气海；配穴取三阴交、阴陵泉、气海、子宫。

外阴鳞状细胞癌的中医治疗

（1）鹤虱草 50 克，苦参、狼毒、蛇床子、当归尾、威灵仙各 25 克，公猪胆（汁）2个。上药除猪胆（汁）外，加水适量，水煎后过滤去渣，贮盆内，待凉至温度适宜时，再对入猪胆汁，搅匀，外洗患处。

（2）枳实250克。将其研碎，炒热，装入布袋中，热熨于外阴部，冷后重新炒热再熨。

宫颈癌的中医治疗

1. 验方

（1）生白芍、醋柴胡、炒白术各10克，昆布、海藻各15克，全蝎6克，蜈蚣（研末、冲服）2条，香附15克。每日1～2剂，水煎服。

（2）皂角刺18克，黄芪、当归、生地黄、金银花、连翘各12克，全蝎、天花粉各9克，川连、赤芍、甘草各6克，木鳖子18克。每日1剂，水煎服。

（3）丹参、茜草、阿胶（溶化分冲）、黄芪各15克，紫花地丁、沙参、楮实子、制龟板、海螵蛸各30克，制乳香、制没药、皂角刺、白蔹、甘草各9克。水浓煎，2日服1剂，共分6次服。

2. 中药灌肠

桃仁、三棱各15克，莪术12克，穿山甲10克，夏枯草20克，王不留行10克，生龙骨、生牡蛎、枳实、陈皮、海藻、昆布各15克。煎取药液约200毫升，每日分2次保留灌肠。

3. 中药外用

（1）乳香、没药各20克，儿茶10克，血竭6克，冰片10克，蛇床子12克，雄黄10克，麝香1克，白矾50克，硼砂、硇砂各10克。将上药制成粉，外敷，每日1次。

（2）天南星制成栓剂，每粒含药10克，放在宫颈内，每2日上药1次。

子宫肌瘤的中医治疗

1. 中医辨证施治

中医学认为，本病多为脏腑功能失调，气滞血瘀，或痰湿蕴结，壅阻胞宫胞络而成。治疗多用破血散结止血的方法。

（1）血瘀型

[主症] 下腹正中积块坚牢，固定不移，月经周期多无明显改变，但多表现为经期延长，经血量增多，并常伴有痛经，平时白带增多，或有臭味，舌质暗或有紫点，脉沉涩。

[治则] 破血消坚，化瘀止血。

[方药] 桂枝茯苓汤加味。桂枝9克，茯苓、赤芍各12克，炒桃仁15克，牡丹皮、酒大黄、莪术各9克，鳖甲12克。

[用法] 每日1剂，水煎服。

（2）气血虚型

[主症] 患者多突然血崩，出血甚多，或长期淋漓不断，血色淡，质清稀，面色白，舌质淡，苔白，脉细或虚大。

[治则] 补气摄血，养血行血化瘀。

[方药] 十全大补汤合小化坚汤。十全大补汤：红参9克，黄芪30克，白术、茯苓、当归、白芍各10克，熟地黄24克，川芎、肉桂、生姜各6克，炙甘草3克，大枣5枚。小化坚汤：夏枯草、皂角刺各15克，香附、炒蒲黄、昆布、海藻各9克，艾叶炭、红花各7克。

[用法] 先服十全大补汤，再服小化坚汤。每日1剂，水煎服。

2. 验方

（1）桂枝、桃仁、赤芍、海藻、牡蛎、鳖甲各60克，茯苓、牡丹皮、当归各90克，红花45克，三棱、莪术、乳香、没药各30克。共研细末，蜜制为丸，每丸重9克，每次服1丸，每日2次。

（2）三棱、莪术各12克，陈皮、藿香、香附各9克，青皮、桔梗、肉桂各6克，益智仁10克，甘草6克。每日1剂，水煎服。

子宫内膜癌的中医治疗

1. 中医辨证施治

中医学经典著作中见于"月经不调"、"崩漏"、"年老经水复行"、"五色带下"等。

（1）瘀毒壅滞

［主症］经期紊乱，淋漓不断，或绝经多年之后又见阴道出血，量时多时少，色红，有块，块下腹痛减，带下量多，赤白相间，味秽臭，精神抑郁，或心烦易怒，胸闷不舒，小腹、乳房胀痛，舌质暗红，或有瘀斑，苔薄白，脉弦或细弦。

［治则］行气化瘀，解毒散结。

［方药］柴胡10克，郁金10克，水蛭10克，紫草15克，穿心莲15克，八角莲10克，石见穿15克，王不留行15克，急性子4.5克，露蜂房12克，夏枯草30克，香菇30克。

［用法］每日1剂，水煎服。

［加减］气郁化火者，加石上柏30克，白花蛇舌草60克，以苦寒直接清热解毒；阴道出血多者，加大蓟、小蓟各30克，以凉血止血，抗肿瘤。

（2）湿毒壅滞

［主症］经期紊乱，或崩或漏，日久不止，或绝经数年又阴道下血，量或多或少，色红，质黏有块，带下量多，色白或红白相间，质黏稠，眼睑或下肢水肿，大便黏腻不爽，舌质暗淡，苔薄白，脉滑。

［治则］化痰除瘀，解毒散结。

［方药］夏枯草30克，生牡蛎30克，海藻15克，白术15克，水蛭10克，穿心莲30克，石上柏30克，胆南星10克，全蝎1条，蜈蚣2条。

［用法］每日1剂，水煎服。

［加减］湿而偏寒者，加皂荚10克，蜀椒10克，以辛温涤痰；偏湿热者，加僵蚕15克，苦参15克，以清热燥湿解毒。

（3）瘀毒走窜

［主症］阴道浊血时沥，带下赤白如脓或浑浊味秽臭，形体消瘦，面色苍白，口干舌燥，纳差食少，低热不退，舌红或红紫，苔白少津，或光剥无苔，脉弦细或软无力。

［治则］补气益阴，祛瘀解毒。

［方药］人参18克，龟板15克，鳖甲15克，白术15克，生黄芪15克，

枸杞子12克，何首乌15克，沙参15克，紫草15克，紫河车30克，石上柏30克，全蝎1条，蜈蚣2条。

［用法］每日1剂，水煎服。

［加减］阴道出血多者，加杜仲炭10克，三七粉（冲服）2克，以补肾化瘀止血；带下量多、味臭严重者，加败酱草15克，半边莲15克，半枝莲15克，以清热解毒抗肿瘤。

2．验方

（1）人参五加茶：每次1袋，代茶饮。补气益精，益智安神。用于放化疗后气虚型。

（2）贞芪扶正冲剂：每次1袋，每日3次，口服。补气益阴，阴阳俱补。用于气阴两虚型。

3．针灸治疗

针灸治疗本病，以扶助正气，调理冲任，疏肝理气，活血化瘀为主要治则。选取经穴以冲任脉，肝、脾、肾、膀胱经为主。治疗方法多选用艾灸，灸至皮肤稍有灼热感并已透入皮下为度，每日或隔日1次。

不孕症的中医治疗

1．中医辨证施治

（1）肾虚

［主症］月经后期，量少，色淡，面色晦暗，腰酸膝软，性欲淡漠，经期小腹冷痛，畏寒喜暖，舌淡，苔薄白，脉沉细。

［治则］补肾气调冲任。

［方药］育孕汤加减。淫羊藿、巴戟天、山茱萸、当归各9克，党参、益母草各15克，紫石英30克，紫河车2.5克，鹿角胶（炖烊、另冲）9克。

［用法］每日1剂，水煎服。

［加减］阴虚内热，症见月经先期，血色鲜红，手足心热，潮热盗汗，舌红少苔，脉细数者，加地骨皮15克，黄精、女贞子各30克，龟板胶（炖烊

另冲）9 克；或用六味地黄丸。

（2）肝郁

[主症] 月经先后无定期，经前乳胀，胸胁、少腹胀痛，精神抑郁，烦躁易怒，舌黯红，隐青，脉弦细或沉弦。

[治则] 疏肝理气，活血调经。

[方药] 开郁种玉汤加减。当归、白术各 15 克，白芍 30 克，茯苓、牡丹皮、香附各 9 克，天花粉 6 克，柴胡、郁金各 9 克。

[用法] 每日 1 剂，水煎服。

[加减] 输卵管阻塞者，加穿山甲、鹿角片、路路通、桂枝各 9 克，细辛 3 克；小腹冷者，加紫石英、鹿角霜各 30 克；肝郁气滞兼有血瘀者，症见小腹胀痛拒按，月经错后有瘀块，或腹内有结块者，加土鳖虫、水蛭各 6 克；或用少腹逐瘀汤加减。

（3）痰湿

[主症] 形体肥胖，带下量多，经行后期，量少甚至闭经，头晕乏力，纳呆口淡，面色苍白，舌淡胖，有齿印，苔白腻，脉沉滑。

[治则] 燥湿化痰，佐以化瘀。

[方药] 苍附导痰汤加减。苍术、香附、茯苓、姜半夏、胆南星、红花、橘红、淫羊藿各 9 克，益母草 30 克，甘草 4 克。

[用法] 每日 1 剂，水煎服。

[加减] 经闭者，加茺蔚子 15 克；腹冷畏寒者，加紫石英、鹿角霜各 30 克；心悸头眩者，加石菖蒲、远志各 15 克；内分泌不足者，加巴戟天、枸杞子各 15 克；多囊卵巢者，加王不留行 30 克，皂角刺 9 克。

2．验方

（1）当归、川芎各 10 克，金银花 20 克，延胡索 15 克，香附 10 克，木香 12 克，川楝子 10 克，川续断 15 克，菟丝子 20 克，泽泻 5 克，枳壳、陈皮各 10 克，甘草 5 克。每日 1 剂，水煎服。用于补肾助阳，疏肝理气，通经助孕。

（2）当归 12 克，熟地黄 15 克，淫羊藿、桑寄生各 12 克，白芍 15 克，桑椹 12 克，阳起石 15 克，蛇床子 5 克。每日 1 剂，水煎服。用于调补冲任，补肝肾。

子宫脱垂的中医治疗

1. 中医辨证施治

本病中医称为"阴挺"、"阴痔"，多为素体不强，产后体虚，胞络松弛，气虚下陷，不能收摄所致，治疗当以补气升提为主。方药为补中益气汤加减。党参、白术、黄芪、当归各12克，炒枳壳10克，柴胡、升麻各6克，炙甘草3克。每日1剂，水煎服。若脱垂部分肿痛，白带多，小便赤涩、热痛，加炒黄柏10克，龙胆草6克。同时，配合服用补中益气丸，每次服6克，每日2次。

2. 验方

（1）黄芪、玉竹、山药各24克，茯神、白术、巴戟天、杜仲、桑寄生各12克，当归、陈皮各9克，五味子、升麻各6克。每日1剂，水煎服。

（2）炙黄芪、党参、生枳壳各30克，山茱萸、白术、陈皮各10克，茯苓、当归各12克，菟丝子、益母草各15克，五味子、升麻、炙甘草各6克，大枣5枚。每日1剂，水煎服。

（3）乌梅60克，五倍子、石榴皮各10克。水煎后趁热熏洗，每日2～3次。

（4）升麻、当归、枳壳、蛇床子、乳没、赤芍，赤小豆各24克，五倍子10克。水煎熏洗。

（5）黄芪、益母草、枳壳各10克，升麻6克。水煎熏洗。

（6）生枳壳60克，防风、艾叶、五倍子各30克，朴硝、当归、川芎、桑枝、地榆、苍术、白矾各15克，升麻、甘草各10克。水煎后，过滤去渣，趁热熏洗。

3. 阴道塞药

（1）雄黄、铜绿、五味子各15克，煅白矾300克，桃仁（去皮）50克，蜂蜜180克。先将雄黄、铜绿、五味子、煅白矾、桃仁研成粉末（留5%雄黄为衣）；蜂蜜在火上熬至滴入水中成珠，再将上药倒入混合，置皿中捣匀，再搓成丸，每丸重20克，外包雄黄衣。3～4日塞药1粒，4粒为1个疗程，共用3个疗程。每1个疗程完毕后停药3～5日，待阴道黏膜肿胀消退，再用第二个疗程。如发生溃疡，立即停药。不良反应有阴道黏膜肿胀和分泌物增多，局部有烧灼感和疼痛感，下腹坠胀、腰酸、头晕。也可出现胃肠道症状，如腹泻、腹痛等。肠胃道疾病、子宫颈糜烂、阴道溃疡等禁用。

（2）蓖麻子500克。将蓖麻子仁洗净，捣成半碎状，炒成黄色（避免出油过多）；再做成圆柱形，每个重40克，再用消毒纱布包好；先将外阴和子宫脱垂部分洗净，送入阴道内，将蓖麻仁柱放入阴道，垫上消毒纸垫。每日1次，5～7日为1个疗程。

4. 针灸

三阴交、关元、气海、足三里等穴。身体虚弱者，加灸百会穴。

子宫内膜异位症的中医治疗

1. 中医辨证施治

本病以胞宫胞脉血瘀为主要机制。由于病因不同，也有寒热之别，实证与虚证及夹杂症之分，应根据症候表现与体质，分辨寒热虚实，审因施治。并要结合月经周期的不同阶段、疼痛的性质与程度、经量的多少，在治疗上有所侧重。一般而言，经前宜行气活血，经期则以活血化瘀、行气止痛为主，经后需兼顾正气，在健脾补肾的基础上活血化瘀。

（1）气滞血瘀证

［主症］经前、经期小腹胀痛，经行不畅，经色黯红，有血块，块下则痛减，伴乳房胀痛，肛门坠胀，舌黯或有瘀斑、瘀点，苔薄白，脉弦。

［治则］行气散结，活血祛瘀。

［方药］当归15克，赤芍15克，桃仁12克，红花6克，枳壳12克，延胡索15克，五灵脂15克，牡丹皮15克，乌药15克，香附10克，甘草6克。

［用法］每日1剂，水煎服。

［加减］胀甚于痛者，以气滞为主，加橘核15克；痛甚于胀者，以血瘀为主，加蒲黄15克，三七15克，土鳖虫15克；月经量多，有血块者，加益母草15克，炒蒲黄15克，三七末6克，或云南白药6克；腹中有癥块，加三

棱 15 克，莪术 15 克，鳖甲 15 克，血竭 10 克。

（2）寒凝血瘀证

［主症］经前、经期小腹冷痛，得温则舒，经行不畅，经色黯，有血块，块下则痛减，形寒肢冷，恶心呕吐，肛门重坠，大便溏薄，面色苍白，舌淡黯，苔白，脉沉紧或弦紧。

［治则］温经散寒，活血祛瘀。

［方药］小茴香 6 克，干姜 6 克，延胡索 15 克，没药 10 克，当归 12 克，赤芍 15 克，肉桂 3 克，蒲黄 10 克，五灵脂 15 克。

［用法］每日 1 剂，水煎服。

［加减］阳虚内寒者，小腹喜揉喜按，神疲气短，加人参 15 克，制附子 15 克，淫羊藿 15 克；体质壮实而寒湿内盛者，腹痛拒按，肢冷汗出，加川椒 15 克，制川乌 6 克，苍术 10 克；胃寒者，加吴茱萸 15 克，法半夏 15 克，砂仁 15 克。此外，可口服田七痛经胶囊，每次 3~6 粒，每日 3 次。

（3）瘀热蕴结证

［主症］经前、经期小腹灼热疼痛拒按，经期或经前后发热，经色深红，有血块，口苦口渴，烦躁，尿黄，便秘，舌红或黯红，或有瘀点、瘀斑，苔黄，脉弦数。

［治则］清热理冲，活血祛瘀。

［方药］生地黄 15 克，当归 10 克，桃仁 10 克，红花 6 克，枳壳 15 克，赤芍 15 克，柴胡 10 克，甘草 6 克，桔梗 15 克，牛膝 15 克。

［用法］每日 1 剂，水煎服。

［加减］热象较明显，面红身热，带下黄稠者，加败酱草 15 克，蒲公英 15 克，紫花地丁 15 克；虚热内盛，午后潮热者，加青蒿 15 克，地骨皮 15 克，牡丹皮 15 克；郁怒烦躁者，加栀子 15 克，黄芩 15 克，黄柏 15 克，知母 15 克；腹痛甚者，加延胡索 15 克，香附 15 克，蒲黄 15 克，五灵脂 15 克。

（4）气虚血瘀证

［主症］经期或经后小腹隐痛，喜按喜温，经色淡黯，或有血块，神疲乏力，口淡纳差，肛门重坠，大便不实，面色无华，舌淡黯，有齿印，苔白，脉细缓或细弦。

［治则］补气行气，活血祛瘀。

［方药］黄芪15克，党参15克，白术12克，山药15克，天花粉12克，知母12克，京三棱10克，莪术10克，生鸡内金15克。

［用法］每日1剂，水煎服。

［加减］腹痛甚者，加香附10克，乌药10克，小茴香6克；食少恶心者，加山楂15克，麦芽30克，陈皮9克，砂仁6克；月经过多者，加牡蛎30克，艾叶15克，鹿角霜15克。

（5）肾虚血瘀证

［主症］经期或经后小腹隐痛，喜按喜温，腰膝酸软，头晕耳鸣，月经先后不定期，经色淡黯，或有血块，或量少淋漓，神疲不寐，性欲淡漠，难于受孕，肛门重坠，大便溏薄，面色晦暗，或面额黯斑，舌淡黯，或有瘀斑，苔白，脉沉细或细涩。

［治则］补肾调冲，活血祛瘀。

［方药］熟地黄15克，山茱萸15克，山药15克，枸杞子15克，当归15克，杜仲15克，菟丝子15克，茯苓15克，桃仁10克，红花10克，赤芍15克。

［用法］每日1剂，水煎服。

［加减］腹痛甚者，加延胡索15克，香附15克，土鳖虫15克，血竭6克；腹痛明显者，加续断15克，狗脊15克；腰腹冷痛，形寒肢冷者，加桂枝15克，熟附子15克，鹿角霜25克。

2. 验方

（1）土茯苓60克，郁金30克，蜂蜜30毫升。将土茯苓、郁金洗净，晒干或烘干，切成片，同放入砂锅，加水浸泡片刻后，浓煎30分钟，用洁净纱布过滤，收取滤汁放入容器，待温后调入蜂蜜，拌匀即成。上下午分服。

（2）核桃仁150克，山楂50克，白糖200克。将核桃仁洗净，用水略泡，磨成浆状；山楂洗净，水煎煮3次，合并煎液过滤，浓煎1000毫升。在山楂液中对入白糖及核桃浆，继续煮沸，出锅晾温。可分次代茶饮，可经常饮用。

（3）棉花子100克，红糖适量。将棉花子炒黄，去壳，加红糖研细末。

每次9克，每日2次，用黄酒冲服，可长期服用。

3．中药保留灌肠

可采用活血祛瘀的中药复方：如丹参15克，三棱15克，莪术15克，紫草根15克，白花蛇舌草15克。共水煎，每次100毫升保留灌肠，每日1次。

4．穴位贴敷

可用麝香痛经膏，贴于下腹部或三阴交穴，经前和经期使用。

5．针灸

（1）体针。取穴关元、中极、合谷、三阴交。气滞血瘀者，经前用泻法；寒凝较甚者，用温针或艾灸；气虚或肾虚血瘀者，平补平泻法。

（2）耳针。取穴子宫、内分泌、交感、神门、卵巢、过敏点、肾。每次选2~4个穴位，中强度刺激，留针20分钟，每日1次。疼痛较甚者，可用埋针法，埋针期间患者可自行按压穴位以增强刺激。

（3）艾灸。取穴关元、曲骨、三阴交穴。用艾条温和灸，月经前1~2日或月经来潮时施灸，每日1~2次，每次每穴灸15~20分钟。

05

生活调理

围绝经期综合征的饮食调养

1. 基本原则

（1）多吃含优质蛋白的食物，如鸡蛋、猪瘦肉、鱼、大豆及其制品等。

（2）多吃富含钙、铁、铜的食物，如牛奶、海鲜、绿叶蔬菜、水果、干果等。多吃含 B 族维生素、维生素 C 的食物，如全麦、豆类、糙米、猪瘦肉、新鲜水果和蔬菜等。

（3）少吃含胆固醇高的动物内脏、无鳞鱼和有刺激性的食物。

2. 药膳食疗方

（1）酸枣仁、生地黄各 30 克，粳米 100 克。将酸枣仁加水研碎，取汁100 毫升，生地黄煎汁 100 毫升，粳米煮成粥后加酸枣汁和生地黄汁即可。趁热食粥，每日 1 次。用于补阴清热，安神除烦。

（2）沙参 20 克，冬虫夏草 10 克，净乌鸡 1 只。将乌鸡去内脏，加水适量，与前两味一起煎汤。饮汤，食肉，每日 1 次。滋肾潜阳。

闭经的饮食调养

1. 基本原则

（1）禁忌生冷、辛辣刺激性食物。肥胖者忌食高糖食物，低体重者要增加营养。

（2）注意调节饮食，特别注意蛋白质的摄入，多食养血调经的食物，如核桃仁、山楂、甲鱼、荔枝核、马蹄、莲藕、黑木耳、当归、艾叶等。

（3）消瘦贫血者，应多吃蛋类、乳类、豆类、瘦肉、新鲜蔬菜、水果、黑色食物等。

2. 药膳食疗方

（1）白鸽 1 只，鳖甲 50 克。将白鸽去毛和内脏，将鳖甲打碎，放在白鸽的腹中，加水煮烂，加适量调料即可。食肉喝汤，每日1次。用于补肾养肝调经。

（2）陈皮10克，法半夏（布包）15克，桃仁10克，粳米200克。以上材料淘洗干净后，加适量水煮成粥，再加适量糖调味即可。喝粥，每日2次。用于化痰利湿，活血通经。

外阴阴道假丝酵母菌病的生活调理

假丝酵母菌是条件致病菌，部分妇女阴道中存有此类菌，但酵母菌数量极少，并不引起发病，只有在全身及阴道局部免疫力低下时，假丝酵母菌大量繁殖而发病。因此，加强锻炼，增强身体抵抗力尤为重要。经常使用抗生素、避孕药、穿紧身化纤内裤、肥胖、糖尿病患者，极易患此病，故在日常生活中应引起注意。

宜多食用含B族维生素丰富的食物，如小麦、高粱、芡实、蜂蜜、豆腐、鸡肉、韭菜、牛奶等。多吃水果和新鲜蔬菜。禁忌辛辣、油腻、有刺激性食物。少食甜食，忌烟酒。

老年性阴道炎的生活调理

要注意自我护理，讲究卫生，内衣要用纯棉布料制作，并要宽松舒适，勤换洗。平时清洗外阴不要用热水烫洗，不用肥皂，应该用温水清洗，没有炎症时不用药物。绝经或手术切除卵巢后可以适当补充雌激素，可改善更年期症状，预防老年性阴道炎。

1. 饮食原则

（1）宜多进清淡而有营养的食物，如牛奶、豆类、鱼类、蔬菜、水果、粳米、扁豆、栗子、黑芝麻、核桃仁、动物肝脏、蛋类等。

（2）禁忌有刺激性食物，如姜、蒜、辣椒。忌海鲜发物、腥膻制品，忌烟酒、甜食等。

2. 药膳食疗方

（1）山药30克，猪瘦肉200克，鱼鳔10克。将山药洗净，猪瘦肉洗净，切成块，鱼鳔洗净，切成丝，放入锅中，加适量作料、水，煮开后改文火煮2小时。每日2次，食用。用于滋阴补肾，涩精止带。

（2）淡菜20克，黑木耳10克，乌鸡1只，黄酒、食盐、葱段、姜片各适量。将淡菜、黑木耳水发，洗净；乌鸡去毛、去内脏，洗净，切成块。一起放入砂锅中，加入黄酒、食盐、葱段、姜片、水，炖至熟烂即可。每日2次食用。用于益肾补脾，收涩止带。

3．预防

注意局部清洁卫生。便后及临睡前用温水进行清洗，穿着宽大棉制内衣，保持局部干燥。浴盆浴具及便盆要分开，在可能的条件下，厕所应改成蹲式，洗浴以淋浴为好。对已患病者，要积极治疗。

滴虫阴道炎的生活调理

平时要注意个人卫生，不用公共浴盆及坐厕。外阴洗涤用具及内裤应予隔离及消毒。治疗期间避免性生活，配偶应同时治疗。

宜清淡少油腻，宜多饮水，多吃蔬菜。宜选择具有抗菌作用的食物，如大蒜、洋葱、马齿苋、鱼腥草、马兰头等。忌烟酒、燥热之品，如羊肉等。禁食油炸、辛辣食品。

细菌性阴道炎的饮食调养

1．基本原则

（1）忌辛辣食物，忌海鲜发物，忌甜腻食物，忌烟酒。

（2）注意饮食营养，宜多食新鲜蔬菜和水果，以保持大便通畅。宜多饮水。

（3）防止合并尿道感染。

2．药膳食疗方

（1）乌鸡1只，莲子肉30克，糯米15克，白果10枚，胡椒少许。将乌鸡活宰，去毛及内脏，洗净；莲子肉、糯米、胡椒洗净。把白果、莲子肉、糯米、胡椒装入鸡腹内封口后，放至炖盅内并加盖，隔水用文火炖 2～3 小时，至鸡熟烂，调味食用。

（2）金樱子 30 克，冰糖 15 克。将金樱子洗净，放至炖盅内，加入冰糖、开水适量，炖盅加盖，文火炖 1 小时即可。随量饮用。

3. 预防

注意经期和产后卫生，保持外阴清洁，预防感染。对阴道的手术损伤和伤口要及时处理。患病后注意休息，增加营养，提高抗病力。

外阴瘙痒的生活调理

注意经期卫生，保持外阴清洁干燥，切忌搔抓。衣着特别是内裤要宽适透气，忌穿化纤类内衣。有感染者可用高锰酸钾坐浴，但严禁局部擦洗。

1. 饮食原则

（1）宜多食含蛋白质和糖类的食物，如牛奶、豆浆、肉、蛋等；也应多吃些新鲜蔬菜和水果。

（2）禁食发物，如海鱼、虾、蟹、河鱼、湖鱼，食后会加重外阴瘙痒。

（3）辛辣刺激性食物，如辣椒、胡椒、茴香、花椒、洋葱及烟、酒等也应忌食忌用，以免使炎症扩散、阴部瘙痒加重。

（4）油炸或过于油腻的食物，如猪油、奶油、黄油、奶糖、巧克力等，有助湿作用，不利于治疗，故应忌食。

2. 药膳食疗方

（1）扁豆花 9 克、椿白皮 12 克。将扁豆花、椿白皮洗净，用纱布包好后，加水 200 毫升，煮成 150 毫升即可。一般服用 5～7 次便有效。

（2）生豆浆 500 毫升，白糖 120 克，鸡蛋 6 个。将生豆浆倒入锅内，上火煮沸，放入白糖；鸡蛋磕入碗内，搅匀，倒入豆浆锅内搅匀，待其再沸时即可出锅食用。

（3）莲子 60 克，薏苡仁 60 克，蚌肉 120 克。先将莲子去皮心，薏苡仁洗净，蚌肉切成薄片，一起放入砂锅内，加水 750 毫升，用文火煮约 1 小时，即可食用。一般服 7～10 次有效。在食物中注意避免吃葱、姜、蒜、辣椒等刺激性食物，防止诱发瘙痒。

（4）熟猪瘦肉 100 克，豆腐干 100 克，白菜 100 克，香菜、食盐、酱油、醋、香油各适量。将熟猪瘦肉、豆腐干切成丝，分别用开水焯透捞出，用凉开水投凉，沥干；白菜洗净，择去老叶，切成丝；香菜洗净，切成 2 厘米长的段。把白菜丝放入盘内，再依次放入豆腐千丝、熟肉丝、香菜段，浇上食盐、酱油、醋、香油对成的调味汁，搅匀即可食用。

3．预防

积极治疗全身慢性疾病，忌食辛辣刺激性食物及发物，以消除诱发因素。注意个人卫生，勤换内裤，保持外阴清洁、干燥。

非特异性阴道炎的生活调理

平时注意保持外阴清洁、干燥，避免搔抓。停用擦洗外阴的药物，不穿化纤内裤。急性期注意休息，禁性生活。

1．饮食原则

（1）宜清淡少油饮食，多食富含维生素的新鲜水果和蔬菜，宜多饮水。

（2）禁忌辛辣食物，忌海鲜发物，忌甜腻食物，忌烟酒。

2．药膳食疗方

（1）薏苡仁、山药、莲米各 30 克。分别洗净，一起放入锅，加清水适量，武火煮沸后，改用文火煮 1 小时，煮成羹后，调味服食，每日 1 次，连服 7 日为 1 个疗程。

（2）白果 12 克，腐竹 50 克，粳米适量。同时入锅，加适量水煮粥，待粥熟，趁热服食，每日 2 次，宜常服。

（3）猪肚 1 具，鸡冠花 30 克。猪肚洗净，把鸡冠花置于猪肚内，两者一起放入锅，加清水适量，武火煮沸后，改用文火慢炖 1~2 小时，熟烂后加调料调味即可服食，每日 1 次，连服 3~7 日为 1 个疗程。

前庭大腺炎、前庭大腺囊肿的饮食调养

1. 基本原则

（1）饮食宜清淡少油；宜多饮水，多食蔬菜。

（2）忌肥甘厚腻、煎炸辛辣食物，如辣椒、姜、葱、蒜、海鲜、牛肉等。

2. 药膳食疗方

（1）鱼腥草 30 克，薏苡仁 30 克，粳米 50 克。鱼腥草加水先煎，去渣取汁，放入薏苡仁、粳米，煮至粥熟。温热服食，每日 2 次，连服 5 ~ 7 日为 1 个疗程。

（2）当归 10 克，马齿苋 30 克，粳米 60 克。将当归用干净的纱布包好，马齿苋洗净，同入锅内，加入粳米、适量清水熬至熟，去药包。食粥，每日 1 次，连服 3 ~ 5 日为 1 个疗程。

慢性宫颈炎的生活调理

讲究卫生，勤换内裤，清洗外阴，保持外阴清洁。治疗时禁性生活 2 个月。注意休息，避免劳累。

1. 饮食原则

（1）宜多食蔬菜、水果、扁豆、薏苡仁、山药、莲子、白果、芡实等。

（2）治疗中忌食辛辣、油腻之品。

2. 药膳食疗方

（1）鲫鱼 1 条，薏苡仁 30 克，生姜 5 克。将鲫鱼去内脏，洗净，薏苡仁炒黄，放入锅中，加适量水煮开后文火煮 2 小时，加作料即可。食鱼喝汤，每日 1 次。用于健脾利水，祛湿止带。

（2）薏苡仁 50 克，芡实 30 克，粳米 60 克，香油、食盐各适量。薏苡仁、芡实、粳米淘洗干净后加适量水煮成粥，加香油和食盐调味。分 2 次服用。用于健脾清热，利湿止带。

慢性盆腔炎的生活调理

1. 饮食原则

（1）饮食清淡，易于消化。

（2）忌烟酒、忌食辛辣刺激性食物，忌食过热性食物。

2. 药膳食疗方

（1）麦芽 20 克，鸡内金 15 克，蒲公英 25 克，玄参 25 克，甘草 15 克，薏苡仁 50 克。将麦芽、鸡内金、蒲公英 25 克，玄参、甘草加水煎汤，去渣取汁，入薏苡仁煮粥。上为 1 日量，分早晚服，连服 1 周。

（2）莲子、白糖各 50 克，扁豆、金银花、牡丹皮各 20 克。金银花、牡丹皮水煎去渣取汁，放入莲子、扁豆煮烂，放入白糖拌匀，分早晚食用。

3. 预防

坚持经期、产后及流产后的卫生保健。积极彻底治愈急性盆腔炎，以防转化为慢性盆腔炎。

外阴鳞状细胞癌的饮食调养

1. 基本原则

（1）宜食清淡、容易消化、营养丰富的食物，如牛奶、豆浆、豆腐、薏苡仁粥、酸奶、鸡蛋、菠菜、鲫鱼、苹果、鸭梨、大枣、花生仁等。

（2）禁忌煎炸、辛辣食物。

2. 药膳食疗方

（1）薏苡仁 30 克，菱角 60 克。浓煎。内服，每日 1 剂，连服 30 日为 1 个疗程。

（2）鸡蛋 3 个，胡桃枝 45 克。鸡蛋煮熟，去壳，与胡桃枝加水同煎 4 小时。分 3 次连汤同食。

宫颈癌的生活调理

1. 饮食原则

宜补充高蛋白、高能量、高维生素饮食。禁忌辛辣有刺激性食物。

2. 药膳食疗方

（1）山药 15 克，山茱萸 10 克，女贞子 20 克，龟板 25 克，猪瘦肉 100 克。将上药用凉水浸泡 1 小时后，加适量水煎熬，去渣留汁后加猪瘦肉煮熟，再加适量调料即可。食肉喝汤，每日 1 剂。用于滋阴养血。

（2）薏苡仁 50 克，菱角 20 克，大枣 10 枚，黄鱼鳔 5 克。将其淘洗干净后，同煮成粥。温热服食，每日 1 剂。用于健脾利湿，清热解毒。

3. 预防

普及防癌知识，提倡晚婚晚育并开展性教育。定期开展子宫颈癌普查普治，做到早发现、早治疗。积极治疗子宫颈中、重度糜烂，及时诊断和治疗子宫颈不典型增生，以阻断子宫颈癌的发生。

子宫肌瘤的生活调理

子宫肌瘤与雌激素水平增高和雌激素紊乱有关。因此，在日常生活中要注意减少外部原因引起的雌激素增高，如化妆品的使用及食物中激素的含量等。子宫肌瘤是一种良性疾病，应避免过度紧张。定期检查，发现肿瘤生长过快，或伴有其他症状时（如月经过多、疼痛等），应及时治疗。

1. 饮食原则

（1）宜食富含营养、易消化吸收的食物，如奶、蛋、鱼、豆制品等。

（2）宜食含维生素丰富的食物，如动物肝肾及猪瘦肉、胡萝卜、菠菜、荠菜、金针菜、雪里蕻等。

2. 药膳食疗方

（1）鸡蛋 3 个，桂皮 10 克，小茴香 5 克，乳香、没药各 10 克。将鸡蛋煮熟后去皮，与桂皮、小茴香、乳香、没药一同放入锅中，加适量水，大火煮沸后，再用小火煮 30 分钟即可。每次吃 1 个鸡蛋，每日 3 次。用于温经散寒，养血消癥。

（2）猕猴桃根 50 克，鸡血藤 30 克，败酱草 20 克，木香 10 克，冰糖 20 克。用适量水煎熬，去渣取汁，再加入冰糖。代茶饮，每日 3 次。用于清热解毒，化瘀消癥。

子宫内膜癌的生活调理

普及防癌知识，定期行防癌检查。正确掌握使用雌激素的指征。妇女月经紊乱或不规则阴道出血者应先排除内膜癌。绝经后妇女出现阴道出血警惕内膜癌可能。注意高危因素，重视高危患者。宜食富含营养、易消化吸收的食物。宜食含维生素丰富的食物。

不孕症的饮食调养

1. 饮食原则

宜食富含蛋白质、胆固醇和维生素 A、维生素 E、维生素 B_1、维生素 B_6 及微量元素的食物。禁忌生冷食物、忌烟酒。

2. 药膳食疗方

（1）海带 30 克，薏苡仁 50 克，鸡蛋 2 个，食盐、胡椒粉各适量。将海带洗净，切成丝，薏苡仁洗净，同放入高压锅中将其煮烂，将鸡蛋炒熟后立即将煮的海带、薏苡仁放入锅中，加食盐、胡椒粉调味即可。每日 2 次食用。用于利湿化痰，补益调经。

（2）人参 25 克，当归 20 克，猪肾 2 个，姜、葱、食盐各适量。将人参、当归洗净，切成片，猪肾洗净，切成小块，共放入锅中，加姜、葱、食盐和适量水，大火煮沸后改用文火煮 1 小时。分 2 日食用，每日 1 次。用于补肾养血，生精助孕。

子宫脱垂的生活调理

避免长时间蹲位姿势工作，积极治疗慢性呼吸道疾病所致的咳嗽，避免长期便秘。经常做提肛运动。

1. 饮食原则

（1）宜食高蛋白食物，如鸡蛋、猪瘦肉、猪肝、鲤鱼、海参、豆制品等。

（2）宜进富含维生素、纤维素食物，如西红柿、豆芽、卷心菜、油菜、柑子、橘子、荔枝、桂圆、大枣、莲子、薏苡仁等。

（3）禁忌寒性食物，如蚌肉、田螺、冬瓜、黄瓜、苦瓜、白菜、菠菜、西瓜、杏、山楂等。

2. 药膳食疗方

（1）净鸡1只，升麻20克，黄芪20克，食盐适量。将鸡去内脏，洗干净，升麻和黄芪放入鸡腹内，加水约500毫升及食盐，大火炖煮至鸡肉熟烂。分3日食用。用于益气补肾。

（2）枳壳50克，升麻15克，黄芪、红糖各100克。将上药加水约1000毫升煎熬，取药汁500毫升，再加红糖调匀即可。每次服20毫升，每日3次。用于升举阳气。

子宫内膜异位症的生活调理

月经期减少剧烈运动，经期严禁性生活。经期应避免不必要的妇科检查，如因病情需要行双合诊检查，动作应轻柔，勿重力挤压子宫。反复、频繁的人工流产手术，尤其是手术操作不规范或术后感染，将增加子宫内膜异位症的发生机会。

1. 饮食原则

（1）调节饮食，宜多食养血调经理气的食品。

（2）经期前后忌食生冷寒凉之物，以免寒凝而使血瘀加重；经血量多或有内热者，应忌食辛辣香燥之品及发物。

2. 药膳食疗方

（1）粳米 30 克，山楂 15 克，麦芽 30 克，黄芪、党参各 15 克，白术 12 克，山药 15 克，天花粉、知母各 12 克，莪术 10 克，生鸡内金 15 克。上述中药水煎取汁，与粳米共煮成粥食用，每日 1 次。

（2）血竭 10 克，乳香 10 克，鲫鱼 250 克。鲫鱼剖开，去肠杂，血竭、乳香入鱼腹内，加水炖熟。吃鱼肉喝汤，每日 1 次。

（3）粳米 60 克，薤白 10 克。将粳米、薤白淘洗干净，加水煮成粥。每日 1 剂，经前开始，连服 7 日。

（4）桃仁 15 克，粳米 50 克，红糖适量。先将桃仁捣烂，加水浸泡后研汁；粳米淘洗干净，加水和桃仁汁煮成粥。调入红糖服食，早晚各 1 次。

3. 预防

凡进入宫腔内的检查或手术，均应注意操作的规范化，避免宫腔内容物溢入腹腔，以免引起子宫内膜的异位种植。经前禁止进行输卵管通畅试验，宫颈和阴道的手术，如激光、微波，均应在经后 3～7 日施行，以免月经来潮时子宫内膜在手术创面上种植。人工流产负压吸宫术的吸管应缓慢移出宫腔，以免宫腔内容物逆流入盆腔。

乳腺炎患者的饮食调理

乳腺炎患者宜食清淡而富于营养的食物，如西红柿、青菜、丝瓜、黄瓜、菊花脑、茼蒿、鲜藕、荸荠、赤小豆、绿豆等。水果中宜食橘子、金橘等。忌辛辣、刺激、荤腥油腻的食物。

1. 常吃橘子与野菜

（1）橘子：橘子的营养丰富，果肉中含有蛋白质、脂肪、碳水化合物、粗纤维、钙、磷、铁、胡萝卜素、B 族维生素、维生素 C，以及橘皮苷、柠檬酸、苹果酸、枸橼酸等营养物质。

橘子肉、皮、络、核、叶都是药。橘子皮，是重要药物之一。橘皮，又称陈皮，具有理气利湿、化痰止咳、健脾和胃的功效；刮去白色内层的橘皮表皮称为橘红，具有理肺气、祛痰、止咳的作用；橘瓤上的筋膜称为橘络，具有通经络、消痰积的作用，可治疗胸闷肋痛、肋间神经痛等症；橘子核可治疗腰痛、疝气痛等症；橘叶具有疏肝作用，可治肋痛及乳腺炎初起等症。

（2）野菜：野菜不仅营养丰富、味道鲜美、药用价值高，在肿瘤防治方面也有一手。

鱼腥草：鱼腥草中所含的蛋白质、脂肪、多糖、钙、磷以及挥发油等物质，对癌症病灶有一定抑制作用。经研究证实，鱼腥草对癌细胞分裂最高的抑制率为 45.7%，多用于防治胃癌、贲门癌、肺癌等。与入药的鱼腥草不同，食用的鱼腥草讲究新鲜，烹饪时最好用大火炒熟或凉拌。此外，还可在炖肉、煮面时放适量鱼腥草同服。

蒲公英：具有清热解毒、利尿除湿、清肝明目的功效，是胆囊炎、乳腺炎患者的食疗佳品。现代药理研究也证实，它具有广谱抗菌作用，能激发机体免疫功能，可防治肺癌、胃癌、食管癌等。有条件，蒲公英最好要新鲜食用，还可与绿茶、甘草、蜂蜜一起泡茶喝。

此外，苣荬菜、穿心莲、车前草等野菜，对肿瘤防治也有一定功效。

2. 防治乳腺炎的食疗验方

（1）鹿角霜 30 克，粳米 150 克。将鹿角霜用纱布包好，放入粳米中加水适量，文火煎煮成粥。取出鹿角霜包，放糖或盐调味，食粥。以上为 1 日量，2～3 次食完，连服 1 周。

（2）猪蹄 1 只，黄花菜 50 克。将猪蹄去杂毛洗净，加少量黄酒、葱、姜，与黄花菜一同加水文火炖煮，至猪蹄熟后，放盐少许调味。饮汤食蹄及黄花菜，分顿随意食用。1 周为 1 疗程。

（3）白木耳与黑木耳各 5 克，青皮 10 克，鲜马齿苋 30 克，通草 3 克。先把 3 味中药煎取药汁。白木耳与黑木耳用水泡发洗净，然后与药汁一起入锅，武火烧沸；移至文火炖熬 1～2 小时，至双耳熟烂、汁稠为度，加红糖少量调匀食用。

（4）甲鱼 1 只（约 500 克左右），炒山甲 15 克，皂刺 10 克，蒲公英 15 克，连翘 10 克。将甲鱼去除内脏、爪尾、头颈，洗净切块放入大汤碗内。将以上 4 味药碾碎入纱布袋，码在甲鱼周围，再加入葱、姜、黄酒、盐、生板油等调味品，兑入清汤以没过碗内诸物为度，上笼蒸 2 小时。待甲鱼烂熟，拣去药袋，分顿食用。

（5）鲫鱼1条，生黄芪15克，党参10克，当归尾10克，陈皮5克。将鱼去除鳞及内脏，洗净，将上述药物塞入鱼腹中，用棉线缝好，放在清水中，加入葱、姜、料酒及少许精盐，文火炖煮至鱼熟汤浓，分顿食用。

（6）乳鸽1只、黄芪30克、枸杞子30克。将乳鸽洗净，黄芪、枸杞子用纱布包好与乳鸽同炖，熟后去药渣，吃鸽肉饮汤。

（7）粳米100克、蒲公英50克。将蒲公英煎水取汁，加粳米煮粥，一日分服。

（8）鲜大葱250克，将葱洗净，切碎，捣烂取汁1杯，加热顿服。一日服1次，可连续服用。

乳腺增生患者的饮食调养

近年研究发现，乳腺小叶增生和乳腺癌与过多摄入脂肪有一定关系。因为脂肪饮食可改变内分泌，强化雌激素对乳腺上皮细胞的刺激，所以要控制脂肪的摄入，还应少吃煎蛋、黄油、甜食；多吃绿色蔬菜、水果、鲜鱼、奶制品。

1. 宜常食用海带

海带，又名纶布、昆布，为海带科植物，是一种大型食用藻类。以叶宽厚、色浓绿、无枯黄叶者为上品。海带不但是家常食品，同时也具有较高的医疗价值。通过调查发现，海带还对辅助治疗乳腺增生，有一定的作用。

肥胖的女性如果伴有乳房胀痛、舌苔腻，证属痰湿，食用海带可起到软坚散结、除湿化痰的功效。海带内含有大量碘。碘可以刺激垂体前叶黄体生成素的分泌，进而促进卵巢滤泡黄体化，使人体内雌激素水平降低，恢复卵巢的正常功能，纠正内分泌失调，以消除乳腺增生的隐患。所以，乳腺增生患者如果伴有体胖、内分泌失调，可常食用海带。

2. 乳腺增生患者的食疗方

（1）全蝎2只油炸后，夹于馒头或糕点中，一日1次，7天为1疗程，应连用2个疗程。

（2）海带 250 克，北豆腐 1 块，先将海带煎煮半小时后，再加入豆腐、葱、姜煮沸，放入调料食之。

（3）山楂橘饼茶：生山楂 10 克，金橘 7 枚沸水泡之，待水变温后，再加入蜂蜜 1~2 匙，当茶频食之。

（4）麦冬玫瑰茶：麦冬 5 克，玫瑰花 1 克，放入杯中，加沸水泡之，加蜂蜜少许，代茶饮。

（5）仙人掌炒猪肝，常食有效。

（6）黑芝麻 10~15 克，核桃仁 5 枚研碎，蜂蜜 1~2 匙冲食之。

（7）生侧柏叶 30 克，橘核 15 克，野菊花 15 克，煎汤饮用。

（8）黄鳝 2~3 条，黑木耳 3 小朵，红枣 10 枚，生姜 3 片，添加佐料，如常法红烧食用。

（9）昆布番茄汤：用海带（干品）30 克，水浸发胀，切成丝；选鲜红番茄 2 个，洗净后切片，用橄榄油炒匀后加水、加海带丝炖煮半小时，加酱油、料酒、醋少许调味。佐餐食用。

（10）生山楂 15 克、生麦芽 15 克，加水 500 毫升，煎煮 15 分钟，代茶饮。

（11）佛手仙灵饮：佛手 12 克、橘核 20 克、郁金 15 克、昆布 30 克、丹参 30 克、仙灵脾 15 克、补骨脂 15 克、炒麦芽 20 克，水煎服，一日分 3 次服完，一日 1 剂。连服 1 个月为 1 疗程。本方既适用于乳腺囊性增生，也适用于乳腺纤维瘤。

当发现患有乳腺增生症后，不要惊慌失措，要保持良好的精神状态和平和的心态。注意劳逸结合，加强身体锻炼。少吃油腻和辛辣食物，多吃新鲜水果和蔬菜，菌类食物香菇、银耳、猴头菇等能提高免疫力，也应多食。此外，富含维生素 B 和维生素 E 的食物如米糠、酵母、花生、芝麻、核桃等，都有预防乳腺增生，促进囊性增生康复的作用。

乳腺肿瘤患者的饮食调理

保持足够的蛋白质摄入量，经常吃瘦猪肉、牛肉或鸡鸭家禽。如患者厌油腻，可调整为蛋白质含量丰富的非肉类食物，如奶酪、鸡蛋饼、鸭蛋等。避免吃不易消化的食物。多吃煮、炖、蒸等易消化的食物，少吃油煎食物。

1. 乳腺肿瘤患者的饮食原则

有抗癌作用的食物为首选食品。如海马、海龙、眼镜蛇肉、山药、蟾蜍肉、海蟹、文蛤、牡蛎、石花菜、海蒿子、芦笋、海带。

（1）卵巢功能失调者：可食用海马、海参、蛏子、乌骨鸡、蜂乳、蛤士蟆。

（2）增强免疫功能、抗复发：牛蒡子、桑椹子、猕猴桃、芦笋、南瓜、青鱼、大枣、薏苡、菜豆、山药、蛇、香菇。

（3）抗感染、抗溃疡：鲫鱼、鲨鱼、刀鱼、带鱼、海鳗、海蚯蚓、茄子、金针菇、白果、葡萄、马兰头、油菜、香葱。

（4）消水肿：生薏仁、丝瓜、赤小豆、鲫鱼、海带、泥鳅、芋艿、葡萄、田螺、红花、荔枝、荸荠。

（5）止痛、防止乳头回缩：可用茴香、大蝼蛄虾、海龙、椰子、文旦、橙子等。

（6）调节卵巢功能

①蛤蟆银耳羹：蛤士蟆3克，银耳5克，煮羹食。

②海参鸽蛋：海参2只，鹌鹑蛋5枚，肉苁蓉5克，香菇5克。海参洗净，与鹌鹑蛋及肉苁蓉、香菇加水煮熟，带肴食之。

2. 乳腺肿瘤患者的药膳

（1）蒲公英银花粥：蒲公英50克（鲜品80克）、银花50克、粳米100克，清水适量。蒲公英洗净、切碎，煎取药汁，去渣，入粳米同煮为粥。宜稀不宜稠。具有清热解毒、消肿散结的功效。

（2）皂角刺煨老母鸡：皂角刺（新鲜者为佳）120克，1.5千克以上老母鸡1只。将老母鸡杀后去毛及内脏，洗净，用皂角刺戳满鸡身，文火煨烂；去皂角刺，吃肉喝汤。2～3日吃1只，连服5～7只为一疗程。具有去毒排脓，活血消肿的功效。

（3）干贝豆腐汤：银耳10克，干贝50克，豆腐500克，鸡蓉（或鱼茸）150克，蛋清4个，猪肥膘100克，鸡清汤750克，盐、味精、青菜汁、菱粉少许。干贝置碗中，放水少许，上笼蒸熟。银耳以水发胀。豆腐压成泥状，肥膘切蓉，与鸡蓉同放碗中，加蛋清、菱粉、盐、味精拌匀待用。再把青菜汁倒入蓉中拌匀。然后将银耳、干贝及豆腐蓉等放在一起，上笼用文火蒸熟。将鸡清汤倒入锅中，调味烧开，再把蒸熟的物料推入汤中，滚煮即成。

（4）山甲川芎当归汤：穿山甲肉 100 克，川芎 10 克、当归 12 克。共加水适量隔水炖 2～3 小时，饮汤食肉。

（5）芦笋天冬红枣粥：芦笋罐头 1/3 量、天冬 60 克、红枣 10 克、粳米 25 克，加水 500 毫升，文火熬煮半小时。

阴道炎患者的饮食调养

患阴道炎时，患者可在应用药物治疗的同时，选用适当的食疗方法为辅助治疗。阴道炎患者的饮食宜清淡而富有营养，宜多饮水，多食蔬菜。可以食用一些具有清热祛湿或健脾利湿作用的食物，如赤小豆粥、薏仁粥、冬瓜汤等，亦可选食具有一定抗菌作用的食物，如大蒜、洋葱、马齿苋、鱼腥草、马兰头、菊花脑等。饮食忌食过咸或辛辣。

1. 细菌性阴道炎患者的饮食

患本病后要多食清淡的食物，不饮酒，不抽烟，不食辛辣之物，多食具有淡渗利湿作用的食物，如冬瓜、西瓜、赤小豆等，有利于本病的康复。

（1）鲤鱼赤豆汤：鲤鱼 1 尾，赤小豆 60 克。鲤鱼剖膛洗净，加葱、姜、黄酒与赤小豆共煮至豆烂，加少许精盐，喝汤食肉。

（2）茯苓粳米粥：茯苓 30 克（布包），与粳米 30～60 克共煮成粥，加精盐及少许黑胡椒，空腹服用。

（3）马齿苋白果鸡蛋汤：将鸡蛋 3 个，打碎后取出鸡蛋清，将鲜马齿苋 60 克、白果仁 7 个混合捣烂，用鸡蛋清调匀，用刚煮沸的水冲服，空腹服，一日 1 剂，连服 4～5 日 1 个疗程。

（4）冬瓜白果饮：将冬瓜子 30 克，白果 10 个洗净，放入锅中，加水 500 毫升煎煮，代茶饮。

2. 滴虫性阴道炎患者的饮食

本病患者饮食宜清淡，可选用具有一定抗菌作用的食物，如大蒜、洋葱、马齿苋、鱼腥草、马兰头、菊花脑等。忌肥甘厚腻、煎炸辛辣食品。

（1）鲜鸡冠花500克，鲜藕汁500毫升，白糖适量。将鲜鸡冠花洗净，加水适量，煎煮1小时，取汁备用，鲜藕榨汁，与白糖一起加入鲜鸡冠花液中加热浓煎后，装瓶备用。一次30毫升，一日3次。

（2）茯苓粉30克，车前子10克，粳米60克，白糖适量。将车前子布包，入砂锅，加水适量，煎汁去药包，将药汁同粳米、茯苓粉共煮粥，加白糖少许即可食用。

3. 念珠菌性阴道炎患者的饮食

患念珠菌性阴道炎时，忌辛辣食品；忌海鲜发物，海鱼、虾、蟹等腥膻之品会助长湿热，食后能使外阴瘙痒加重，不利于疾病的痊愈；忌甜腻食物、油腻食物，如猪油、奶油、牛油等。宜多食用含 B 族维生素丰富的食物，例如肝脏、全谷类、酵母、酸奶、小麦胚芽、豆类、牛奶、肉类等，宜多食水果和新鲜蔬菜。

念珠菌性阴道炎患者宜选用具有清热利湿作用的食疗方：

（1）百部15克、川椒5克，白糖适量。将百部和川椒加适量清水煎煮，煎好后去渣取汁，加入白糖适量煮沸。趁热服，分 2～3 次服完，一日 1 剂，连用 3～5 日。

（2）马鞭草30克洗净后，切成小段；猪肚60～100克切片。将水煮沸，把猪肚、马鞭草倒入煮沸。去渣取汁，一日1次。

（3）将淡菜100克、墨鱼（干品）50克分别用清水浸软、洗净，连其内壳切成3～4段；芡实20克洗净；猪瘦肉100克洗净。把全部用料一起放入砂锅，加清水适量，武火煮沸后，文火煮2小时，加姜、料酒、精盐调味即可，喝汤食肉。

（4）苦参、百部各15克，大蒜10瓣，加水同煎，去渣取汁，加入白糖适量调服，一日2次，连服3～7日。

4. 老年性阴道炎患者的饮食

患老年性阴道炎时，在清热利湿的同时，应注意补肾健脾，但仍不宜滋腻太过。

（1）山萸肉10克，山药、薏仁各30克。将上三味共煮粥，一日1～2

次，连服 2 周。本方具有补肾健脾，燥湿止痒的作用。

（2）淡菜 60 克，韭菜 120 克，黄酒适量。把炒锅置武火上倒入生油烧热，倒入洗净的淡菜速炒片刻，再加水 2 碗煮烂，然后倒入洗净切好的韭菜和黄酒，翻炒数下即可。一日 1 剂，1 次服完，5~7 天为 1 疗程。本方可以补肾止带。

（3）莲子 60 克，薏仁 60 克，蚌肉 120 克。莲子去皮、心，薏仁洗净，蚌肉切成薄片，共入砂锅，加水 750 毫升，文火煮 1 小时，加入姜、黄酒、精盐调味后即可食用。

（4）淮山药 30 克，猪瘦肉 250 克洗净，切块，鱼鳔 15 克用水浸发，洗净，切丝。把全部用料放入锅，加清水适量，武火煮沸后，改文火煲 2 小时，加葱、黄酒、精盐调味后食用。

子宫疾病患者的饮食调养

饮食要以"高能量、高蛋白质、高维生素、低脂肪、易消化"为原则。尤需注意的是，维生素不易从食物中得到时，可用药物补充。多吃水果蔬菜及清淡食物，可以适当吃一些滋阴、补气、补血的食物。

1. 宫颈炎患者的饮食

慢性宫颈炎缠绵难愈，给患者带来很大的痛苦，在这里提供一些食疗方法，建议单纯西药治疗效果不满意的患者采用。

（1）用餐时间。早晨 7：00~8：00 这一时间段进食为宜。进食前，先喝两杯温水，五分钟之后方可进食。早餐饮食以粥类食品较好，至七分饱为止，切忌吃油炸类食品。中餐以 12：00~13：00 这一时间段进食较佳，晚餐以 18：00~19：00 这一时间段进食较佳，不可过饱。

（2）日常食疗。海藻类食物：发菜、紫菜、海带、海白菜、裙带菜等。海藻含矿物质最多的为钙、铁、钠、镁、磷、碘等。海藻提取液蛋白多糖类有抗病毒及抗癌作用，可抑制炎症的进一步发展。女性由于生理原因，往往造成缺铁性贫血，多食海藻亦可有效补铁。专家认为缺碘可引起甲状腺肿大，还会诱发乳腺癌、卵巢癌、宫颈癌、子宫肌瘤等，因此建议女性要适时补碘，多吃些海藻食品。

①扁豆花 9 克，椿白皮 12 克，两药用纱布包好后，加水 200 毫升，煎取 150 毫升，分次饮用。

②新蚕沙 30 克（布包），生薏米 30 克，放瓦锅内加水适量煎服，每天 1 次，连服 5 ~ 7 天。

③鹿茸 6 克，白果仁 30 克，淮山药 30 克，猪膀胱 1 具。先将猪膀胱洗净，将诸药捣碎，装入猪膀胱内，扎紧膀胱口，文火（小火）炖至烂熟，加入黄酒、食盐等调味，药、肉、汤同服食用。

④杜仲 30 克（布包），粳米 30 ~ 60 克，同煮为粥，去药渣，食粥。每天 1 剂，连食 7 ~ 8 天。

（3）饮食禁忌

①忌食辛辣煎炸及温热性食物：辣椒、茴香、花椒、洋葱、芥末、烤鸡、炸猪排。此外，牛肉、羊肉、狗肉等均可助热上火，加重病情。

②忌海腥河鲜发物：海鱼、螃蟹、虾、蛤蜊、毛蚶、牡蛎、鲍鱼等水产品均为发物，不利于炎症消退。

③忌甜腻厚味食物：过于甜腻的食物如糖果、奶油蛋糕、八宝饭、糯米糕团、巧克力、猪油及肥猪肉、羊脂、蛋黄等，都有一定的助湿作用，会降低治疗效果。

④忌饮酒：酒属温热刺激食物，饮酒后会加重湿热，使病情加重。

2．子宫肌瘤患者的饮食宜忌

（1）饮食宜清淡，不食羊肉、虾、蟹、鳗鱼、咸鱼、墨鱼等发物。

（2）忌食辣椒、麻椒、生葱、生蒜、白酒等刺激性食物及饮料。

（3）少食桂圆、红枣、阿胶、蜂王浆等热性和含激素成分的食品。

（4）多食瘦肉、鸡肉、鸡蛋、鹌鹑蛋、鲫鱼、甲鱼、白菜、芦笋、芹菜、菠菜、黄瓜、冬瓜、香菇、海带、紫菜、水果等。

治疗子宫肌瘤，要做到消瘤不忘止血，止血不忘消瘤，并兼顾调理卵巢功能。此外，以下中医食疗有助保健，可防治子宫肌瘤：

消瘤蛋：壁虎 5 只、鸡蛋 2 个、莪术 9 克，加水 400 克共煮，待蛋熟后剥皮再煮，弃药食蛋，每晚服 1 次。

二鲜汤：鲜藕 120 克切片、鲜茅根 120 克切碎，用水煮汁当茶饮。

银耳藕粉汤：银耳 25 克、藕粉 10 克、冰糖适量，将银耳泡发后加适量冰糖炖烂，入藕粉冲服，

海带排骨汤：排骨 250 克，海带 150 克，加黄酒、葱、姜、水后放入砂锅中炖煮 60 分钟，再放入适量精盐后即可食用。

牡蛎薏仁粳米粥：生牡蛎 30 克，生薏仁 30 克，粳米 100 克，将生牡蛎用布包后，与薏米、粳米一起熬成粥，加少许白糖后食用。

3. 宫颈糜烂患者的食疗原则

（1）少食辛辣油腻的食物。

（2）脾虚患者应多吃红豆、绿豆、扁豆、薏米。

（3）细菌易在含糖的环境中繁殖，故应少吃糖、巧克力及其他甜食，以预防再次感染。

（4）补充 B 族维生素，可减少白带。富含 B 族维生素的食物有动物肝脏、牛奶、花生、蛋类、绿叶蔬菜等。

有调查表明维生素 C 摄入量增加时，患宫颈癌的危险降低。也有调查表明宫颈癌患者的患病与铜摄入量高有关，可能因铜有拮抗硒的作用。动物实验显示，大剂量铜可引起动物产生缺硒症状。因此，日常饮食中应注意补充维生素 C 及微量元素，特别是适当注意补充含锌、硒元素的食物。

4. 不孕症患者的食疗

不孕症患者的食疗，应以富含蛋白质、胆固醇和维生素 A、E、B_6 以及微量元素锌等食物为宜；宜多进食有补肾养血作用的中药和食物，此类食物能促进性腺激素的分泌，或有性激素样的作用。尤其适宜于排卵功能障碍，子宫发育不良者。

（1）柚子炖鸡：柚子 1 个，雄鸡 1 只。将柚子去皮留肉，鸡杀后去毛，除内脏、洗净。将柚子肉放入鸡腹内，再放入海碗中，加葱、姜、绍酒、盐、水适量，隔水蒸熟，喝汤食肉。适用于肾虚型不孕症。

（2）韭菜炒海虾：鲜海虾 400 克，韭菜 250 克。将海虾洗净去壳，韭菜切成 2～3 厘米长段。将色拉油放入炒锅内烧热，先爆炒虾仁，再加入韭菜煽炒，最后加入黄酒、姜丝、精盐起锅。适用于肾阳虚型不孕症。

（3）仙灵脾250克，熟地150克，醇酒1250毫升。将药共碎细，纱布包贮，用酒浸于净器中，密封，勿通气，春夏3日，秋冬5日后方可开取饮用。一日适量温饮之。本方适用于宫冷不孕。

（4）猪脊髓200克，团鱼250克，调料适量。将猪脊髓洗净，团鱼用开水烫死，揭去鳖甲，去内脏，放入铝锅内，加水、姜、葱、胡椒面，用旺火烧沸后，改用小火煮至团鱼肉熟，再放入猪脊髓，煮熟加味精，吃肉喝汤。适用于肾阴虚型不孕症。

（5）鲜猪肝250克，菠菜100克，粳米100克。先将猪肝洗净，色拉油爆炒，菠菜开水焯后，备用，粳米加水煮成粥，待九成熟时，加入猪肝、菠菜、精盐少许，滚开后即可。适用于血虚型不孕症。

（6）人胎盘1具，猪肉馅200克，面粉250克。先将新鲜的人胎盘洗净，剁成馅，与猪肉馅混合后，加料酒、生姜、大葱、花椒、大料等搅拌成饺子馅，包成饺子后食用。适用于肾虚、子宫发育不良性不孕症。

（7）核桃肉15克，栗子6枚，粳米100克。先将粳米加水熬成粥，五成熟时，加入核桃肉，栗子后，再文火煮20~30分钟即可食用。适用于肾虚型不孕症。

（8）玫瑰花3克，藏红花1克，放入杯中，沸水冲泡后，代茶饮。适用于气滞血瘀型不孕症。

（9）生芡实粉100克，茯苓粉150克，面粉100克，白糖少许。诸粉加水和成面团，烙成小饼后食用。适用于痰湿型不孕症。

盆腔炎患者的饮食调养

盆腔炎病人的饮食特别有讲究，具体吃什么要根据病人自己的实际情况而定。比如盆腔炎并发高热，这期间就适合吃一点清淡易消化的饮食，如白粥、面条等。对高热伤津的病人可给予梨汁或苹果汁、西瓜汁等饮用。同时要忌食煎烤油腻、辛辣之物。对于慢性盆腔炎患者要注重营养，忌食辛辣刺激性食物，以防炎症扩散加重。

食疗选择清淡饮食，少吃腌腊、油腻食品，生冷、辛辣也应控制，选择菜肴及药膳的组合宜以清热、解毒、温通、散结的中药，配以富含维生素、蛋白质及铁、钙等微量元素的食品。宜食清淡易消化食品，如赤小豆、绿豆、冬瓜、扁豆、马齿苋等；亦应食用具有活血理气散结之功效食品，如山楂、桃仁、果丹皮、陈皮、玫瑰花、金橘等。适当补充蛋白质，如瘦猪肉、鸭、鹅和鹌鹑等。

（1）茯苓瘦肉汤：土茯苓50克，芡实30克，当归20克，猪瘦肉100克。清水适量，慢火煲汤，加食盐调味，饮汤食肉。

（2）苦菜萝卜汤：苦菜100克，金银花20克，蒲公英25克，山楂30克，青萝卜200克（切片）。将四味药布包，与青萝卜共煎煮，去药后吃萝卜喝汤。一日1剂。

（3）银花冬瓜仁蜜汤：冬瓜仁20克，金银花20克，黄连1克，蜂蜜50克。先煎金银花，去渣取汁，用药汁煎冬瓜仁15分钟后入黄连：蜂蜜即可。一日1剂，连服1周。

（4）桃仁饼：桃仁20克，面粉200克，麻油30克。桃仁研成极细粉与面粉充分拌匀，加沸水100毫升揉透后冷却，擀成长方形薄皮子，涂上麻油，卷成圆筒形，用刀切成每段30克，擀成圆饼，在平底锅上烤熟即可。早晚餐随意服食，一日数次。

（5）青皮红花茶：青皮10克，红花10克。青皮晾干后切成丝，与红花同入砂锅，加水浸泡30分钟，煎煮30分钟，用洁净纱布过滤，去渣，取汁即成。当茶频频饮用，或早晚2次分服。

（6）荔枝核蜜饮：荔枝核30克，蜂蜜20克。荔枝核敲碎后放入砂锅，加水浸泡片刻，煎煮30分钟，去渣取汁，趁温热调入蜂蜜，拌和均匀，即可。早晚2次分服。

（7）败酱草20克，桃仁10克，黑木耳10克，水煎服，一日1剂，连服5～6天。

（8）取生地30克，粳米30～60克。将生地洗净切片，用清水煎煮2次，共取汁100毫升。把粳米煮粥，待八成熟时入药汁，共煮至熟。食粥，可连服数日。

（9）阿胶30克，鸽蛋5个。先将阿胶置碗中，入清水适量，无烟火上烤化，趁热入鸽蛋和匀即成。早晚分作 2 次食用，可连续服用至病愈。

（10）取核桃仁 20 克，芡实、莲子各 18 克，粳米 60 克，煮粥常食。

（11）槐花 10 克，苡米 30 克，冬瓜仁 20 克，大米适量。将槐花、冬瓜仁水煎成浓汤，去渣后再放苡米及大米同煮成粥服食。

（12）丹参 30 克，香附 12 克，鸡蛋 2 个，加水同煮，熟后剥去蛋壳取蛋再煮片刻，去渣吃蛋饮汤。

卵巢疾病患者的饮食调养

饮食宜清淡，并富含足够的营养，不宜食用刺激性食物、海产品等。适宜食物：牛奶、菠菜、山药、白菜、油菜、香菇、瘦肉、鸡蛋、鲫鱼、苹果、鸭梨、大枣、花生等。禁忌食品：蟹、带鱼、青鱼、鹅肉、狗肉、辣椒、生葱、生蒜、桂圆、橘子、白酒等。

1. 卵巢肿瘤的饮食原则

由于卵巢肿瘤的发病与卵巢的功能失调有关，故宜选用对卵巢功能的生理性周期调节有益的食品，如鲍鱼、鸽蛋、乌贼、章鱼、鹌鹑、乌骨鸡、海参、鱼翅、燕窝等。

（1）感染者：芹菜、海鳗、文蛤、芝麻、荞麦、油菜、香椿、水蛇肉、赤豆、绿豆、陈小麦、鲤鱼等。

（2）出血者：羊血、荠菜、藕、蘑菇、马兰头、石耳、柿饼、大蒜、螺蛳、淡菜、乌贼。

（3）胀痛者：猪腰、海鳐鱼、杨梅、山楂、橘饼、胡桃、山核桃、栗子等。

2. 卵巢囊肿患者的食疗

（1）山楂 100 克，黑木耳 50 克，红糖 30 克。山楂水煎约 500 毫升去渣，加入泡发的黑木耳，文火煨烂，加入红糖即可。一日 2～3 次，5 天服完，可连服 2～3 周。活血散瘀，健脾补血。适用于子宫肌瘤、卵巢囊肿、月经不畅者服用。

（2）将山药 40 克除去皮，纵切成长约 10 厘米的薄片。核桃仁 30 克洗净。将净母鸡 1 只（重约 1500 克）去爪，剖开背脊，抽去头颈骨（留皮），下沸水锅焯水，洗净血秽。将鸡腹向下放在汤碗内，加黄酒 50 毫升，精盐适量，鲜汤 1000 毫升，加山药、核桃仁，再将水发香菇 25 克，笋片 25 克，火腿片 25 克摆在鸡面上，随即上笼蒸 2 小时左右，待母鸡酥烂时取出即成。佐餐食用。补气健脾，活血化瘀，适用于子宫肌瘤、卵巢囊肿者。

（3）将乳鸽 1 只宰杀后去毛及内脏，洗净，放入锅中，加入洗净的田七 2 克、姜、精盐适量和适量清水，先用大火烧沸，再用小火炖熟即成。可当菜佐餐，吃肉饮汤。补气活血，化瘀散结，适用于子宫肌瘤、卵巢囊肿者。

（4）高粱根 20 克，生薏米 50 克。先将高粱根煎煮 20 分钟后取汁去渣，再将生薏米煮成粥，加入红糖少量食用。适用于卵巢良性肿瘤。

（5）龙葵砂糖茶：龙葵 15 克，麦饭石 30 克，红糖适量，前两味药煎煮 30 分钟后，加红糖代茶饮服。适用于卵巢恶性肿瘤。

（6）葵花楂肉：葵花托盘 60 克，山楂 30 克，猪肉 60 克，先将葵花托盘加清水煎汁取液，再将汁倒入装有猪肉和山楂的砂锅中，文火煮烂，喝汤吃肉。适用于卵巢恶性肿瘤。

（7）莱菔皂刺粥：莱菔（萝卜）子 30 克，皂刺 15 克，粳米 100 克。将前两味药纱布包好，与粳米一起熬成稀粥，即可食用。适用于卵巢恶性肿瘤。

3. 生殖器结核患者的食物疗法

（1）甲鱼 1 只，鸽子 1 只，生首乌 20 克，砂仁 3 克。先将甲鱼、鸽子宰杀后，洗净切块，与首乌共放入大碗中，加入黄酒、生姜、清水适量，隔水炖煮 2 ~ 2.5 小时，加入砂仁，再炖 15 分钟，加精盐调味后，喝汤食肉。

（2）湖鸭肉 200 克，冬虫夏草 10 个，生山药 20 克。先将鸭肉洗净切块，与冬虫夏草、生山药加葱、姜、精盐、清水适量放入砂锅中文火炖熟即可食用。

（3）海蜇头 100 克，荸荠 20 个，白萝卜 100 克。洗净后放入烧锅中，加水共煎煮 30 分钟后即可食用。

月经不调患者的饮食调养

恰当科学的饮食安排能够使经期变得更加顺畅与舒适，合理的营养补充能够缓解情绪、补充体力。饮食宜清淡，易消化，富营养。可以多吃豆类、鱼类等高蛋白食物，并增加绿叶蔬菜、水果，也要多饮水，以保持大便通畅，减少盆腔充血。

1. 经期饮食的几点注意事项

（1）多吃高纤维食物。如蔬菜、水果、全谷类、全麦面、糙米、燕麦等。摄入足够的高纤维食物，可增加血中镁的含量，有助于调整月经期的不稳定情绪。

（2）摄取足够的蛋白质。如肉类、蛋、豆腐、黄豆等高蛋白食物，可以补充经期所流失的营养素、矿物质。

（3）经量过多的女性，应多食菠菜、蜜枣、红菜（汤汁是红色的菜）、葡萄干等铁含量丰富的食品，有利于改善贫血状态。

（4）在两餐之间吃一些核桃、腰果、花生等富含 B 族维生素的小零食。

（5）少食生冷食品，以免寒凝血滞，经血运行不畅，出现或加重经行腹痛、经量减少等经期的各种不适症状。

（6）少食辛辣食品，以免助火生热，造成月经提前，或经量过多，或淋漓不净。

（7）避免食用含咖啡因的饮料，如咖啡、茶等，因这类饮料会增加焦虑和不安的情绪，可改喝大麦茶、淡红茶。

2. 月经不调患者的食疗方

（1）黑木耳红枣茶：黑木耳 30 克（已泡发好的），红枣 20 枚。黑木耳红枣共煮汤服之。一日 1 次，连服 5 ~ 7 天。功能补中益气，养血止血。主治气虚型月经过多。

（2）浓茶红糖饮：茶叶、红糖各适量。煮浓茶 1 碗，去渣，放红糖溶化后饮。一日一次。功能清热、调经。主治月经先期、量多。

（3）山楂红糖饮：生山楂肉 50 克，红糖 40 克。山楂水煎去渣，冲入红糖，热饮。功能活血调经，主治经行不畅，小腹疼痛。

（4）茴香酒：小茴香、青皮各 15 克，黄酒 250 克，将小茴香、青皮洗净，入酒内浸泡 3 天，即可饮用。一次 15 ~ 30 克，一日 2 次，如不耐酒者，可以醋代之。功能疏肝理气。主治月经先后不定期、经行不畅、经前乳房及小腹胀痛等症。

（5）豆浆韭菜汁：豆浆 1 碗，韭菜汁半碗。两料调匀后空腹服下，疗效甚佳。如每天坚持饮用红糖豆浆，也有助于月经的恢复。

（6）乌鸡蜜膏：乌骨鸡 1 只（约 800 克），蜂蜜 300 克，黄酒适量。乌骨鸡洗净后入锅，加水及黄酒，用大火煮沸，撇去浮沫，改用小火炖烂。过滤取汁，撇去汁的表面浮油，加热浓缩至稍呈黏稠状。加入蜂蜜，边煮边搅拌至黏稠，熄火放凉，装瓷瓶中，密封备用。一次 1 汤匙，以温水冲化，空腹服用，一日 2 次。具有滋阴养血，温中调经的功效。

（7）羊肉当归汤：羊肉 500 克，当归 50 克，生姜 30 克，调味盐少许。将羊肉洗净后，放入汤锅中，加水。先开大火烧开，再转小火慢慢炖 2 个小时，待羊肉煮烂，加入调味盐。将羊肉捞起后，把当归、生姜放入汤中，再煎 1 个小时后即可关火。月经后服食，吃肉喝汤，每天 1 次，连服 5 天。此药膳有补血调经的功效。适合体质虚弱的女性。对于头晕、心悸、经量少、经色淡、舌淡、少苔、脉细无力的月经后错的患者，效果良好。

3. 闭经的食疗秘方

以下介绍几则治疗闭经的食疗秘方：

（1）取干茄子片 250 克，炒黄磨成粉，黄酒送服，一日 2 次，一次 15 克，服完见效。

（2）用益母草 90 克，红糖 50 克，橙子 30 克，水煎服。每天 1 次，连服数次。

（3）取薏苡根 30 克。将药洗净，切段，水煎，早、晚空腹饮用，可连服 10 余剂。

（4）用鳖甲 30 克，白鸽 1 只，米酒少许。将白鸽去毛和内脏，并将鳖甲打碎，放入白鸽腹内，加清水适量，米酒少许，放瓦盅内隔水炖熟，调味服食。

（5）生黑豆 30 克，红花 5 克，红糖适量，将前两味药加清水煎煮 30 分钟，取汁加红糖后饮用。

（6）猪蹄 1 只，王不留行 10 克，川牛膝 10 克，先将猪蹄洗净，后两味药布包好，与猪蹄一起加水放入砂锅中，加料酒、葱、姜共煮 60 分钟，加精盐后喝汤食肉。

痛经患者的饮食调养

痛经患者在月经来潮前 3～5 天内饮食宜以清淡易消化为主。应进食易于消化吸收的食物，不宜吃得过饱，尤其应避免进食生冷食品，因生冷食品会刺激子宫、输卵管收缩，从而诱发或加重痛经。

1. 痛经的饮食调养原则

（1）合理营养：食物中应该含有机体所需要的一切营养素，它包括蛋白质、脂肪、糖类、维生素、无机盐、水和纤维素等七大营养素。有证据表明：维生素 E 在一定程度上能减轻原发痛经的疼痛程度和持续时间，减少患者月经期的月经失血量，且使月经期服用镇痛药的人数比例下降。其含量高的食物有谷胚、麦胚、蛋黄、豆、坚果、叶菜、花生油、香油等，痛经患者可多吃些此类食物。

（2）饮食应多样化：不可偏食，应经常食用些具有理气活血作用的蔬菜水果，如荠菜、香菜、胡萝卜、橘子、佛手、生姜等。身体虚弱、气血不足者，宜常吃补气、补血、补肝肾的食物，如鸡、鸭、鱼、鸡蛋、牛奶、动物肝肾、鱼类、豆类等。

（3）可适当喝酒：酒类温阳通脉、行气散寒。适当喝些米酒、加饭酒或红葡萄酒等，可以帮助缓解子宫收缩，起到散瘀缓痛的作用，对防治痛经有一定作用。

（4）避免一切生冷及刺激性食物：如辣椒、生葱、生蒜、胡椒、烈性酒等。此期间病人可适当吃些有酸味的食品，如酸菜、食醋等，酸味食品有缓解疼痛作用。此外，痛经患者无论在经前或经后，都应保持大便通畅，尽可能多吃些蜂蜜、香蕉、芹菜、白薯等。

（5）多元不饱和脂肪酸：多食含有该类成分的食物，对于痛经的改善是有科学根据的，而最好的摄取这些脂肪酸的方法就是餐桌上天天吃鱼。特别是多吃各种深海的鲔鱼、鲑鱼等富含脂肪酸的鱼类，痛经情况就会大大改善。

2. 痛经类型及相应药膳

痛经者的药膳可酌情选用。一般在经前 3～4 天开始服用。

（1）气滞血瘀型：可见经前或经期小腹疼痛拒按，下坠或刺痛，月经色紫黑有块，月经量少或经行不畅。

①益母草30~60克，延胡索20克，鸡蛋2个，加水同煮，蛋熟后去壳，再煮片刻，去药渣，食蛋饮汤。月经前一日1次，连服5~7天。

②川芎10克，鸡蛋2个，黄酒适量。前两味水煎煮至蛋熟，去蛋壳再煮5分钟左右，加黄酒调匀即可。一日1剂，分2次服用，吃蛋喝汤，经前3天服用，连服5天。

③丝瓜：丝瓜性平味甘，有通经络、行血脉、凉血解毒的功效。用丝瓜络1个，加水1碗煎服；或把丝瓜子烘干，加水1碗煎服，水开后加入少量红糖，冲黄酒温服。早晚各1次，对调理月经有效。经前3天服用，连服5天。

（2）寒湿凝滞型：可见经期或经后小腹冷痛或绞痛，疼痛拒按且得热痛减，月经量少，色黯，有血块，畏寒肢冷，大便溏稀。

①当归、生姜各25克，羊肉块500克，桂皮调料各适量。各味水煎至肉烂熟即可，吃肉喝汤，一日1剂，分2次服用。经前3天服用，连服5天。

②桂皮6克，山楂肉10克，红糖50克。水煎温饮，一日1剂，经前3天服用，连服5天。

（3）气血虚弱型：经后下腹隐痛，或小腹及阴部空坠，喜按，伴神疲乏力，气短懒言，或纳少便溏，月经量少色淡，质稀尤块。

①雄乌骨鸡500克，切块，与3克陈皮、3克良姜、1克胡椒、2枚草果，适量葱、醋同煮炖烂。吃肉，喝汤，一日2次。月经来潮后第3天服用，连服3~5天。

②阿胶6克，黄酒50毫升，阿胶用蛤粉炒，研细末，黄酒兑适量温开水送服药末，月经来潮后第3天服用，连服3~5天。

（4）肝肾亏损型：经后一两日内小腹隐痛，腰部酸痛，月经量少色暗，质稀，或潮热，或头晕耳鸣。

①肉桂末0.5克，女贞子10克，粳米100克。女贞子水煎取汁，入粳米煮成粥，入肉桂末调匀服用。一日1剂，分2次服用。功能补肾、温经止痛，可用于肝肾亏损痛经。月经来潮后第3天服用，连服3~5天。

②核桃肉30克，降香10克，龙涎香5克，黄酒适量。前3味入黄酒内浸

泡 10 天后饮用，一日 2 次，一次 5 毫升。功能补肾温经，降气止痛，可用于肝肾亏损型痛经。月经来潮后第 3 天服用，连服 3~5 天。

尿道炎患者的饮食调养

由于尿道炎患者患病时间长，久治不愈，病情时好时坏，难免想到与饮食有关。本病与饮食的关系并不很大，鸡蛋、牛奶、鱼肉、蔬菜都可以吃，但不要吃过于刺激性食物，不要饮酒，而且确实有一部分患者出现饮酒后出现病情加剧的情况。

1. 饮食可以预防尿道炎

（1）研究结果表明，若女性稍微改变一下饮食结构，便可有效防止经常发生的尿路感染。酸奶一直是防治尿道炎的民间偏方，且经过临床实验也证实，喝酸奶确实可以预防泌尿系统的感染。

酸奶含有大量活性酸菌，可抑制包括白色念珠菌在内的其他杂菌的过度繁殖，故有抗菌防病的作用。酸奶不仅物美价廉，且营养羊富，是防病保健的佳品。每周至少食用 3 次含有乳酸菌的奶制品也有助于女性防治尿路感染。

（2）定期饮用鲜果汁也可减少尿路感染的发生。鲜果汁对帮助女性减少尿路感染的发生有特效。每天至少喝 1 杯不加甜味剂的新鲜或浓缩果汁的女性发生尿路感染的机会比那些很少饮用果汁的女性要少 34%。

2. 尿道炎患者的食疗方

（1）枸杞子 50 克，茯苓 100 克，红茶 100 克。将枸杞子与茯苓共研为粗末，一次取 5~10 克，加红茶 6 克，用开水冲泡 10 分钟即可一日代茶饮用。具有健脾益肾、利尿通淋的功效。适用于慢性肾炎、少尿、尿痛、尿道炎等。

（2）木棉花 30~50 克，白砂糖适量，用清水两碗半煎至 1 碗饮用。有利湿清热作用。适用于尿道炎。

（3）冬苋菜子或根、生甘草各 10 克，水煎服，可治疗尿道炎或膀胱炎，小便涩痛，热淋。

（4）猪膀胱 200 克，鲜车前草 60~100 克（干品用 20~30 克），猪膀胱洗净，与车前草放入砂锅中加水同煮汤，加少许料酒、食盐调味食用。有清热利湿，利尿通淋作用。民间常用于治疗尿道炎、膀胱炎。

经前期综合征患者的饮食调养

对经前期综合征的患者，饮食结构的调整很重要。如尽量少吃或不吃腌制品、薯片等高盐食物，多吃一些有助于缓解焦虑的碳水化合物和新鲜的水果蔬菜，其中全麦食品对缓解焦虑、头痛的效果比较明显；经期宜少喝咖啡、可乐，最好能戒烟酒，以免加重经前期综合征的症状。

1. 经前期综合征患者食疗方

（1）芹菜益母草鸡蛋汤：芹菜250克，益母草30克，佛手片6克，鸡蛋1枚，盐、味精各少许。将前3味加水煎汤，鸡蛋打咸蛋花，加调料服食。月经前一日1剂，连服4~5剂。

（2）绿萼梅3克，藏红花1克，放入茶杯中，加沸水浸泡后，代茶饮。适用于气滞型。

（3）参麦枸杞蛋：西洋参、麦冬、枸杞子各9克，鸡蛋1枚。先将鸡蛋煮熟，加水放入西洋参、麦冬、枸杞子再一同煎煮20分钟，食蛋饮汤。月经前，一日1剂，共服4~5剂。具有补肝血，滋肾阴的作用。

（4）玉枣粥：小麦15克，大枣10枚，玉竹9克，大米60克。将以上四味加水共煮粥。月经前，一日1剂，连服4~6剂。具有滋补肝阴作用。

（5）龟胶红糖饮：枸杞子9克，陈皮6克，龟板胶15克，红糖适量。将陈皮、枸杞子煎汤，将龟板胶与红糖烊化后饮用。月经前，一日1剂，共服4~5剂。具有滋阴补血作用。

（6）枸杞子5克，杭白菊6朵，放入杯中，加沸水冲泡，代茶饮。适用于经行头痛头晕者。

（7）花鲢鱼头1个，天麻15克，鱼头洗净，加天麻、黄酒、葱、生姜放入砂锅中加水炖煮60分钟，放少许精盐后，喝汤食肉。适用于经行头痛头晕者。

2. 经前期及经期的饮食禁忌

（1）含咖啡因的饮料：易引起乳房胀痛、焦虑、易怒与情绪不稳，消耗体内储存的 B 族维生素，破坏碳水化合物的新陈代谢。

（2）酒：酒精能妨碍 B 族维生素与矿物质的吸收，且酒精辛辣走窜，可引起月经提前和经量增多。

（3）汽水：汽水等饮料大多含有磷酸盐，易同体内的铁产生化学反应，使铁难以吸收。此外，多饮汽水会因汽水中碳酸氢钠和胃液中和，降低胃酸的消化能力和杀菌作用，并且影响食欲，引起腹胀。

（4）巧克力：巧克力会造成情绪更加不稳，同时，也会消耗身体内 B 族维生素与矿物质，并使人更爱吃糖类食物。

（5）柿子：柿子中含有鞣酸，易与铁结合而妨碍人体对食物中铁的摄取，由于女性在月经期间流失一定量的血液，需要补充铁质，所以不宜进食柿子。

更年期综合征患者的饮食调养

由于更年期内分泌的改变，应着重从饮食上进行调理。首先要控制饮食，每餐不能过饱，可多吃些粗粮，不要吃煎炸油腻食物及白糖、点心、含糖零食，限制吃胆固醇高的食物，如动物的脑、鱼子、蛋黄、肥肉、动物内脏等，蛋白质食物可用牛奶、瘦肉、鱼虾、豆制品。

1. 更年期饮食调理原则

（1）不要盲目节食，应适当吃一些粗杂粮。步入更年期后，很多女性因担心发胖而控制饮食，但便意的形成需要肠道内的食物残渣达到一定的体积，膨胀后刺激肠壁，才会产生条件反射。吃得少，排便的次数也会减少，久而久之就会导致便秘。粗杂粮含有丰富的膳食纤维，能在肠道中保持水分，软化大便，促进肠蠕动。

（2）更年期女性由于内分泌的改变，可能会出现水肿、高血压，因此宜限制食盐的摄入量，一日食盐量在 6 克以下。同时高血压和动脉硬化患者若能多吃些含钾量较高的食物，将有利于降低血压，减少中风。含钾丰富的食物有豆类、蔬菜、水果。豆类中以黄豆含量最高；蔬菜中含钾最多的是菠菜、土豆、山药、莴苣等；水果中以橙子含钾量最高。

（3）饮食不宜太清淡。为了预防和控制血脂的升高，不少人过分追求饮食的清淡少油。时间一长，肠道中的残渣缺乏脂肪的润泽也会导致排便困难。因此，饮食上要注意低脂食品的摄入，适量补充一些对血脂影响小的、含单不饱和脂肪酸丰富的坚果类食品。烹调要用植物油，植物油中以葵花籽油、豆油、香油、玉米油、花生油等较好。

（4）多吃蔬菜水果，补充膳食纤维。蔬菜水果是膳食纤维的重要来源。苹果、海带、南瓜、黑木耳等，是含有可溶性膳食纤维的食物，能较好维持肠道的生态平衡，促进益生菌的生长，也有良好的防治便秘的作用。

（5）少吃刺激性食物。尽量少喝酒、浓茶、咖啡等，少用胡椒粉、咖喱粉、辣椒粉等调味品。痉挛性便秘患者要减少粗糙的植物纤维素的刺激，少吃竹笋、韭菜、芹菜，多吃一些柔软的、温和的、少刺激的食物。

（6）多喝开水或蜂蜜水，养成定时排便的习惯。

2. 更年期患者的饮食方

（1）杞枣汤：枸杞子、桑椹子、红枣各等份，水煎服，早晚各1次；或用淮山药30克，瘦肉100克炖汤喝，一日1次。适用于更年期头晕目眩、饮食不香、困倦乏力及面色苍白者。

（2）虾米粥：补脾益肾。适应经量较多，或崩中暴下，经血色淡或有块，腰膝酸软，形寒肢冷，便溏，纳呆腹胀等症。大虾米10个，小米100克，盐、味精、麻油、葱末适量。将虾米切成小丁，小米淘净，共煮粥，加调料即成。一日1次。

（3）地黄枣仁粥：补阴清热。适用于五心烦热、面热汗出、耳鸣腰酸、烦闷易怒、口苦尿黄、多梦便干等症。酸枣仁30克，生地黄30克，大米100克。

（4）鲜枸杞汁：鲜枸杞250克，洗净后用纱布包裹，榨取汁液。一次10~20毫升，一日2次。补肝益肾，适用月经紊乱或多或少，或先期或退后、头晕目眩、五心烦热、面潮红、腰酸软等症。

（5）甘麦饮：小麦30克，红枣10枚，甘草10克，水煎。一日早晚各服1次。适用于绝经前后伴有潮热出汗、烦躁心悸、忧郁易怒、面色无华者，

（6）莲子百合粥：莲子、百合、粳米各30克同煮粥，一日早晚各服1次。适用于绝经前后伴有心悸不寐、怔忡健忘、肢体乏力、皮肤粗糙者。

（7）枸杞肉丝冬笋：枸杞、冬笋各30克，瘦猪肉100克，猪油、食盐、味精、酱油、淀粉各适量。炒锅放入猪油烧热，投入肉丝和枸杞、笋丝炒至熟，放入其他佐料即成。一日1次。适用于头目昏眩、心烦易怒、经血量多、面色晦暗、手足心热等。

（8）附片鲤鱼汤：制附片15克，鲤鱼1尾（重约500克）。先用清水煎煮附片2小时，将鲤鱼收拾干净再将药汁煮鲤鱼，食时入姜末、葱花、盐、味精等。适用于更年期有头目眩晕，腰酸耳鸣或下肢水肿、喜温恶寒，或白带清冷，小腹冷痛及面色无华等症者。

（9）益智仁粥：益智仁5克，糯米50克，精盐少许。先将益智仁研为细末，糯米煮粥，调入益智仁末，加细盐少许，稍煮即可。一日早晚餐温热食用。适用于女性更年期综合征，及老年人脾肾阳虚、腹中冷痛，面色晦暗、尿频、遗尿等。

06

运动健身

女性运动不当引发的疾病

（1）外阴创伤：活动中不慎，如外阴部与自行车的坐垫、横档或其他硬物相撞，容易发生外阴部血肿，严重者伤及尿道和阴道，甚至盆腔。外阴部大阴唇皮下组织疏松，静脉丛丰富且表浅，受外力碰撞后很容易引起血管破裂出血，造成较大面积瘀血。

（2）月经异常：专家调查发现，从事较大运动量的少女，月经异常者占相当大的比例，多表现为月经初潮延迟、周期不规则、继发性闭经等，且运动量愈大初潮年龄越晚。其原因主要是剧烈运动会抑制下丘脑功能，造成内分泌系统功能异常，影响体内性激素的正常水平，从而干扰了正常月经的形成和周期。

（3）卵巢囊肿蒂扭转：以往有卵巢囊肿的病史，当剧烈活动、抓举重物、腹部挤压、碰撞等都可引起卵巢囊肿蒂扭转，出现突然的下腹部一侧的剧痛，呈痉挛性或绞痛，伴恶心呕吐。

（4）子宫内膜异位症：经期剧烈运动有可能使经血从子宫腔逆流入盆腔，随经血逆流的子宫内膜碎屑有可能种植在卵巢上，或盆腔内。得了子宫内膜异位症后，患者常出现渐进性加剧的痛经，还常引起不孕。

（5）子宫下垂：女性做超负荷运动，特别是举重等训练可使腹压增加，引起子宫暂时性下降，但不会出现子宫脱垂。若长期超负荷运动，就会发生子宫脱垂。有试验证实，子宫位置正常的女性负重20千克时，宫颈位置没有明显变化；负重40千克时，宫颈就有明显的向下移位。

最适宜女性的运动强度

那么女性如何调整自己，如何通过体育健身运动，达到增强体质的目的？一般脑力劳动者的运动处方为：

（1）选择锻炼项目。女性应根据自身需要（目的、兴趣）及客观条件来选择合适的项目，如散步、慢跑、骑自行车、游泳、上下楼梯、广播操、健身操、太极拳、气功、小球类、郊外远足、登山、垂钓等以有氧运动为主的项目。

（2）进行准备活动：锻炼前的准备活动是必不可少的，一般做准备活动需 10 分钟左右，内容可包括静力性伸展和一些加强腹部、髋部及腿部力量的活动。

（3）适中的运动强度：按照科学锻炼要求，运动强度应达到锻炼者最大心率的 70% ~ 85%，或最大摄氧量的 50% ~ 70% 最为合适。即脑力劳动者 30 ~ 39 岁运动时心率控制在 140 ~ 160 次/分；40 ~ 49 岁控制在 123 ~ 146 次/分；50 ~ 59 岁控制在 118 ~ 139 次/分。心率最低需达到 120 次/分，最高则不宜超过 160 次/分。

（4）注意整理活动：运动后的整理活动以放松肢体、消除肌肉紧张、调整呼吸、降低神经系统的兴奋性为主要内容。通常整理活动时间为 5 ~ 10 分钟。

（5）合理安排锻炼时间：每周应安排 3 ~ 5 次运动，一次应在 20 ~ 45 分钟左右。

研究表明：一周锻炼 1 次时，运动效果不积蓄，肌肉酸痛和疲劳一次都发生，往往在 1 ~ 3 天都有不适感且易发生伤害事故。一周锻炼 2 次，疼痛和疲劳可能减轻，但运动的效果不会显著。一周锻炼 3 次，基本上是隔日运动，不仅不会产生疲劳，反而相应运动效果也会产生积蓄。如果每周的运动密度增加到 4 次或 5 次，效果相应会更好。

从生理分析可以看出，5 分钟是全身耐力运动所需的最短时间，60 分钟对于坚持正常工作的人是最大限度的运动时间。库珀研究认为，心率达 150 次/分以上时，最少持续 5 分钟即可收到效果，如果心率在 150 次/分以下，那就需要持续 5 分钟以上才会有效果。

由此可见，5 分钟以内的运动对于改善和增强体质还是不充分的。因此，一般有氧运动需在 20 ~ 60 分钟范围内。

注意锻炼时参与活动的肌肉越多，对心肺功能的锻炼效果越大。所以应以下肢锻炼为主，再兼上肢和躯干运动，尤其不可忽视腹部和颈部的运动。

锻炼要循序渐进，切忌突然剧烈运动，突然加大运动强度。

有氧健身操练出好身体

有氧运动除了主要由氧气参与供能外，它还要求全身主要肌群参与，运动持续较长时间（一般大于 12 分钟）并且是有韵律的运动。有氧运动能锻炼心、肺，使心血管系统能更有效、快速地把氧传输到身体的每一部位。

通过经常的有氧运动锻炼，人的心脏会更健康，每搏输出量就更大些，身体每部分的供氧就不需要很多的脉搏数。一个有氧运动素质好的人可以参加较长时间的高强度的有氧运动，身体恢复也快。

做有氧健身操注意事项：

（1）刚开始时，应采取步伐走动的方式，以使身体和下肢有充分时间适应。开始不要做太长时间，以 10 分钟为宜。

（2）在步伐走动之前，先做热身和适当的伸展运动，特别是下肢的适度伸展非常重要。天冷时，热身时间要长，并多穿些衣服。在步伐走动前后测一下自己每分钟脉搏数并记录下来供参考。长时间锻炼后，心肺耐力会增加，心率会降低，运动后心跳恢复正常较快。

（3）初学者以每周两三次，隔日为宜。然后可适当增加次数，直到自己感觉适量为止，绝对不要勉强。

（4）健身操运动后，要及时更换汗湿的衣服，避免着凉，特别是在空调房内运动后应做些伸展运动再行淋浴。经常做有氧健身操者，要留心自己的脚部，常修剪脚趾甲。热天运动出汗较多，汗留在趾缝中容易让细菌滋生，所以应尽量保持脚部皮肤干燥。

（5）做健身操时，应穿舍身透汗的健身操服，不要赤脚穿普通皮鞋。健身鞋应有较厚的护垫，以减缓足部与地面撞击而造成的震荡。鞋身不宜太软，可采用半高筒式，以保护脚踝。

美乳保健操的方法

注意姿势，如果人斜靠或趴在桌上，使双乳处在挤压的支点上，受桌沿等硬物压迫近 1.5 小时，可干扰乳腺内部的正常代谢，造成不良后果。正确姿势应该是：上身基本挺直，胸离开书桌 10 厘米，使胸背肌张力均衡。这对解除胸部疲劳，提高伏案工作效率，保护乳房的生理活性颇有益处。

活动上肢，适当做一些诸如扩胸、深呼吸和甩手、转腕等运动。可活络经脉，推动气血，可以增强乳房的韧性和弹性，乳房会变得结实、坚挺、饱满、秀美。

第一个动作就是扩胸动作，动作要点是尽量扩胸，动作到位。

第二个动作是旋转运动，向前旋转 4 个 8 拍后，还要向后再次旋转 4 个 8 拍，要掌握动作要领，避免动作太过剧烈。

第三个动作是器械运动，如果您家里没有哑铃，可以用两个装满矿泉水的瓶子来代替，也可以达到锻炼的效果，动作要领为用力均匀。

第四个动作，单腿站立，别看这个动作看似简单，但是要保持很长的时间，越长越好，动作要点是抬头挺胸，尽量保持平衡。

做健身操时，女性应注意以下几点：做操时要戴好胸罩，以承托力较强的为好。经期做操，运动量不宜过大。没有运动习惯的女性，不宜在怀孕期间开始做健身操。即使有健身操训练基础的女性，在这期间也需要请教医生，以决定是否继续做健身操训练。

办公室练习瑜伽的好处

白领们都希望自己能拥有健美的身材、充沛的精力和健康的身体，要实现这一愿望，修习瑜伽是个不错的选择。但是繁忙的生活使白领们找不到合适的时间和场地来修习瑜伽，于是办公室瑜伽应运而生。办公室瑜伽是由专业的办公室瑜伽指导师为都市白领量身定做的瑜伽修炼功法，简单实用，不受环境等各种制约和限制，可随时随地享受瑜伽带来的乐趣。

据专家分析，白领们之所以容易处于亚健康状态，主要是精神压力大、缺乏运动造成的。办公室瑜伽指导师针对白领工作、生活压力大，颈、肩、脊椎长时间得不到休息的特点，并结合办公场地的限制推出的办公室瑜伽，是通过瑜伽体位法、呼吸法的练习，使白领们可以及时消除疲劳，迅速恢复体能精力，提高工作效率，并在不知不觉中改善身体状况。所以只要将一些简单的瑜伽动作纳入到"工作课表"中，坐班族和电脑族常见的办公室综合征，即可不药而愈。

瑜伽五式调理肠胃

1. 脊柱转动式

坐姿，两腿并拢向前伸直。

吸气，将一侧腿收回，脚掌放在另一侧膝盖外的地面上。手扶脚踝。保持脊柱自然伸展。

呼气，另一侧手轻放臀部后侧地面，指尖指向臀部略微推动，使脊柱向后拧转。眼睛尽量看向身体后侧，控制姿势，保持均匀呼吸。

这个姿势被印度瑜伽医学院特别推荐，可以缓解腰椎疲劳，挤压腹脏，可排除体内浊气、疝气，伸展腿部后侧肌群。

自检：反复做3次，停留姿势15秒。配合腹式呼吸。如果发现保持姿势时有腹部胀痛、胃肠痉挛等现象，并且伴有腹部肌肉群收缩无力、上腹部刺痛感，请做专业检查。

2. 前屈伸展式

坐姿，脊柱自然伸展，两脚两腿并拢向前伸直，两手自然放在身体两侧或在大腿上。

吸气，两臂向前伸直，两手并拢两肩向后收，拇指相扣，掌心向下。将你的两臂高举过头部，紧贴双耳。微微向后略仰使整个脊柱向上延展。

呼气，由腹部开始向前向下贴近大腿上侧，两手抓住两脚脚趾，保持顺畅呼吸。注意力集中在腹部感觉动作困难可弯曲双膝。

吸气，由后背开始，带起整个上身。呼气，回到起始坐势。放松，保持10～20秒的时间。

3. 侧腰伸展式

莲花坐或简易莲花坐，脊柱保持自然挺展，双手合十胸前成起始式。

吸气，将合十的手掌高举过头，呼气，向两侧平展手臂。

再吸气，保持臀部不要离地，将一侧手臂高举，另一侧手臂弯曲轻扶地面。身体向扶地一侧手臂方向弯曲。眼睛看向手掌根或通过大臂看向天花板方向。

4. 三角式

两脚打开两倍于肩宽。手臂平举成大字状。

吸气，将右侧脚趾向外侧打开 180 度，左侧脚踝向同方向转动 45 度距离。眼睛看向右手指尖。

呼气，同时身体弯曲，同侧手指尽量扶向你能扶到的任何部位（小腿或脚踝）。眼睛看向高举的一侧手指。

5. 坐姿平衡伸展式

坐姿，两腿并拢向身体方向收回，两手抓两脚脚踝。

吸气，以尾骨做支撑，两手抓脚踝将两腿抬离地面，呼气试着将膝盖蹬展，保持身体平衡，均匀呼吸。

吸气，左手抓住右脚踝或小腿外侧。另一侧腿保持膝盖蹬直并始终抬离地面。

呼气，右手带动右臂平举，使整个脊柱向后拧转。眼睛平视右手手臂。保持身体平衡、均匀呼吸。

这个姿势在完成的时候因为刺激的部位在腰腹，所以背部尽量保持挺展，膝盖可以弯曲。

练习瑜伽应当循序渐进，决不能硬拉狠练，这样只会损害关节的软组织、韧带，产生相反的效果。瑜伽运动一天中最好控制在两个小时内，最好把瑜伽放在其他运动的后面，这可以起到很好的放松身心效果。如果练完瑜伽后再做一些比较剧烈的运动，那只能是让身体紧张，破坏能量平衡。

自我按摩防治乳腺炎的发生

（1）推抚法：患者取坐位或侧卧位，充分暴露胸部。先在患侧乳房上撒些滑石粉或涂上少许石蜡油，然后双手全掌由乳房四周沿乳腺管轻轻向乳头方向推抚 50 ~ 100 次。

（2）揉压法：以手掌上的小鱼际或大鱼际着力于患部，在红肿胀痛处施以轻揉手法，有硬块的地方反复揉压数次，直至肿块柔软为止。

（3）揉捏法：以右手五指着力，抓起患侧乳房部，施以揉捏手法，一抓一松，反复施术 10 ~ 15 次。左手轻轻将乳头揪动数次，以扩张乳头部的输乳管。

（4）振荡法：以右手小鱼际部着力，从乳房肿结处，沿乳根向乳头方向做高速振荡推赶，反复 3 ~ 5 遍。局部出现有微热感时，效果更佳。

（5）顺抹法：患者取坐位。一手托乳房，另一手以 4 指掌面先后从腋下、锁骨下、胸骨旁和肋缘上紧按乳房皮肤顺抹到乳晕部。顺抹法先轻后稍重，每一方向重复 5 ~ 6 次。顺抹时可见乳汁流溢。

（6）推拿法：患者取坐位。一手托乳房，另一手以五指螺纹面松松地抓住乳晕部，反复推进、提拿 8 ~ 10 次，逐渐推深、拉长，此时随乳汁可排出凝结的小米粒样的堵塞物，继而乳汁喷射而出。

（7）弹筋法：患者取坐位。弹两侧胸大肌腱和患侧乳房 3 ~ 5 次，一日 1 次。施术前患部及施术的双手要清洗消毒，手法宜轻快柔和，防止损伤皮肤。不宜在乳房硬结部位揉捏搓挤，以防止炎症扩散。乳房胀痛严重时，可先在肿块部外缘向离乳头方向按抹数次后再顺抹，以利乳汁排出。炎症严重时，需配合使用清热解毒的消炎药物。

做乳房按摩前，患部及双手要清洗消毒。手法宜轻缓柔和，用力适当，不损伤皮肤。不宜在乳房硬结部位上揉捏搓挤。

步行运动有好处

走为百练之祖，走是一种最简捷、最有效的锻炼身体、延年益寿的方法。常言说"饭后百步走，能活九十九"，可见人们对于行走的健身价值已经早有认识。

但是，以什么样的速度步行好呢？对于这个问题，很难一概而论，只要自己认为是适宜的速度就可以了。健身步行可根据自己的健康状况、体力和锻炼习惯自行掌握。为了提供参考，一般来讲，运动医学研究的结果认为：

步行速度每分钟达 133 米（约 7 千米/小时，心率可达人体最大心率的 70%），是最好的有氧运动，对健身效果最佳。

注意事项：

（1）正确的健身步行幅度比一般行走较大些，上体正直，两臂前后摆动，呼吸要自然，注意力要集中，速度和距离逐渐加快或加长。

（2）一次步行的持续时间至少应保持 30 分钟以上，零零碎碎地累积不足以引起对增强体质的刺激。

（3）对于 40 岁以上的人来说，锻炼可一日或隔日 1 次；最大速度应以每分钟 100 米为限（大约相当于急忙过十字路口的速度）。

（4）最好选择空气清新、环境幽雅的适宜场所。如在水泥路面行走，最好穿加厚胶底鞋，以防止对腿部关节的损伤和对头部的震荡。

（5）步行的时间最好选择在清晨、睡前或进餐半小时以后，饭后马上进行运动行走是无益的。

登楼梯健身运动有好处

登楼梯是一项健身与日常生活相结合的运动，它动作简练，容易开展，且运动量便于调节。为此，备受生活在大都市高层建筑中人们的青睐，而成为现代都市流行的一种健身妙法。

据美国《时代》周刊报道：登楼梯已成为美国近年来发展最快的健身运动，大约有 400 万人参加这项活动，自 1988 年以来至少增加了 40%，其中既有精力充沛的年轻人，也有年迈体弱的中老年人。

各种调查证明，每爬一级楼梯大约能延长寿命 5 秒钟。35～80 岁的人如果每天爬 833 级楼梯（约相当上下 7 层楼 3 次），那么他的寿命就可延长两年半，一个人如果坚持每天爬 5 层楼梯，即可使心脏病的发病率比乘电梯的人少 25%。

登楼梯的形式多种多样，一般健身主要采用走（爬）、跑、多级跨越和跳等形式，锻炼者可根据自己身体的健康状况和环境条件，选择个人适宜的锻炼方式。

下面介绍一些登楼梯运动注意事项，供锻炼者参考。

（1）登楼梯是一项比较激烈的有氧锻炼形式，锻炼者须具备良好的健康状况，并严格遵循循序渐进的原则。

（2）登楼梯的速度与持续时间构成运动强度。即速度×时间＝运动强度。初始锻炼者，宜从慢速度长持续时间开始，随着锻炼水平的提高，可以逐步加快速度或延长持续时间，当自己的体力能在1分钟内登完5~6个梯段或能持续10分钟以上时，即可逐步过渡到跑楼梯。

（3）锻炼中始终应以适中强度进行，以不感到非常紧张和吃力为度。

（4）登楼梯锻炼应与步行、慢跑等健身锻炼相结合，不要以此取代其他锻炼。

健身锻炼中不宜大量饮水，因运动时消化系统处于缺血状态，水分不易吸收，大量饮水使胃部膨胀，影响正常呼吸，即使吸收也会反射性地引起汗液分泌加强，使体内盐分丧失过多，导致四肢无力、抽筋等现象。若运动中出汗较多，口干舌燥，可采用少量多次的饮水方式。

慢跑运动有好处

慢性运动是有氧运动，具有强度低、有节奏、不易中断的特点，有利于减少皮下脂肪数目，缩小皮下脂肪的体积，增强消化和循环。

有关专家研究认为，缺乏运动是造成情绪消沉的原因之一，而跑步是有氧运动，除了活动肌肉外，还能加强心、肺和循环系统的功能。同时，跑步分散了注意力，原本因沮丧引起的不适也就被忽略了。研究还表明，沮丧的原因是脑神经元中缺乏副肾髓质以外组织分泌出的激素。跑步时，该激素增加，所以能消除人的沮丧心理。

传统的看法是，空气清新的早上最适宜锻炼，但新近研究结果表明，锻炼的最佳时机却是黄昏。在晚餐前慢跑能消除一天的压力，还能调节食欲，增加睡眠。其实，只要你有时间，一天中任何时候跑步都能起到较好的作用。

医学权威认为，慢跑是锻炼心脏和全身的好方法。慢跑通常以隔日进行为宜。在硬地面慢跑每丁米两脚击地900~1200次，因此有的医学家认为，慢跑会引起足弓下陷、汗疹、跟腱劳损、脚肿挫伤以及膝部后背病痛。所以慢跑前要做好准备动作，慢跑时要穿合适的鞋和宽松的衣服，跑法要正确，而且需要一般良好健康状况和明确目的。

1. 慢跑的节奏

慢跑时，全身肌肉要放松，呼吸要深长，缓缓而有节奏，可两步一呼、两步一吸，亦可三步一呼、三步一吸，宜用腹部深呼吸，吸气时鼓腹，呼气时收腹。慢跑时步伐要轻快，双臂自然摆动。慢跑的运动量以每天跑 20～30 分钟为宜，但必须长期坚持方能奏效。慢跑运动可分为原地跑、自由跑和定量跑等。原地跑即原地不动地进行慢跑，开始一次可跑 50～100 步，循序渐进，逐渐增多，持续 4～6 个月之后，一次可增加至 500～800 步。高抬腿跑可加大运动强度。自由跑是根据自己的情况随时改变跑的速度，不限距离和时间。定量跑有时间和距离限制，即在一定时间内跑完一定的距离，从少到多，逐步增加。

成年人跑的速度不宜太快，不能快跑或冲刺，要保持均匀的速度，以主观上不觉得难受，不喘粗气，不面红耳赤，能边跑边说话的轻松气氛为宜。客观上以慢跑时每分钟心率不超过 180 减去年龄数为度。

2. 慢跑健身注意事项

（1）一般来讲，年龄较轻，体质较好者，宜选择强度较大，持续时间较短的方案；中老年人及体质较差者，宜选择强度较小而持续时间较长的方案。

（2）初始锻炼者先从步行开始练习，待基础体力提高之后再慢跑，过渡期间可用走跑交替的方法练习，以使机体能力与运动能力相适应。

（3）慢跑的场所最好选择土路和较为僻静的地方，如果在城市的马路上进行，一定要注意安全。时间以清晨为好。

（4）如果在慢跑中出现腹痛，多由呼吸不当引起，这时需要立即减慢跑速，加深呼吸，如症状不能缓解，应停止运动，查明原因。在感冒发烧期间或患有某些不适于慢跑的疾病时，不应参加慢跑锻炼。

（5）慢跑锻炼可根据个人对运动量的自我感觉，以不产生过度疲劳为宜，采用一日或隔日的锻炼形式。

跑得愈多的女性，骨质密度愈低。每周长跑超过 10 千米以上者，骨质密度约降低 1%～2%；另外，跑者未获得充足的能量，骨质便容易流失，所以女性要特别注意摄取适当的营养来补充肌肉所需要的能量。其实女性长跑者也不需要放弃跑步，只要确定你有健康的饮食，仍然可以尽情地跑步。

女性经常运动少得病

医学专家研究指出：如果你长时间久坐而少活动，久而久之就会出现一些弊病。已婚女性如能经常运动和跳舞、练功，尤其是常做塑造女性体形的骨盆运动，便可收到促进体形健美的效果。

从生理解剖学来看，女性骨盆最下方的阴道、尿道和肛门承受着相当压力，因此都有较强的括约肌，这些肌肉都和骨盆紧密相连。女性经过一段时间的骨盆运动锻炼，可有效地提高性功能，也使臀胯丰满、腰部纤细柔韧起来，展现迷人的风韵。

倘若女性从青春期开始，经常做做健美韵律操，腰胯部经常摇晃呼啦圈，就可塑造健与美的体形，并打下三围曲线魅力的基础。人体躯干运动一般是从脊柱开始，而呼啦圈在人的胯和腰间环绕摆动，正好是活动脊柱，强化骨盆，可起到消耗脂肪、减轻体重、健美身体的作用。

性生理专家指出，尤其经过生育或流产以后的女性，阴道经过扩张，弹性往往在短时间内减弱，这时如果不加强腰胯和骨盆运动锻炼，阴道就有可能松弛，蜂腰也会相应变粗，臀部赘肉增多，体形就很笨拙而难看了。一项调查证实，训练有素的女士，内盆肌肉张力更为协调，阴道弹性增强，蜂腰纤细。

除做健美操、摇呼啦圈和跳舞外，还可采用两种骨盆运动锻炼：

（1）立式锻炼：站立，两腿微叉、收缩臀部肌肉，形成大腿部靠拢，膝部外转；然后收缩括约肌，使阴道和肛门括约肌舒缩，在塑造体形关的同时，可促使夫妻性生活美满。

（2）卧式锻炼：仰卧，臀部放床缘，双腿挺直伸出悬空，两手把住床沿，然后，双腿合拢慢慢向上举并向上身靠拢，当双腿举到身躯上方时，双手扶住双腿，使之靠向腹部，最后慢慢放下腿，恢复原来姿势。如此反复做 6 次即可。

办公室轻松健身有方法

1．坐姿

（1）保持自然的脊柱弯曲度。调整椅子靠背，使之稳稳地支撑住腰部脊柱。

（2）耳朵、肩膀和臀部保持在同一条直线上。

（3）不时地改变坐姿。

（4）手指像弹钢琴那样适度弯曲。

2．不动声色做运动

在不适合做伸胳膊踢腿活动的时候可以采取下面的方法，坐在座位上不动声色的锻炼：

（1）提肛运动。一提一松，反复进行，做 50 次左右，可预防痔疮、便秘等疾病。

（2）揉腹运动。不干活的手放在肚脐上顺时针揉腹 36 周，对防止便秘、消化不良等症有较好效果。

（3）颈部运动。先抬头尽量后仰，再把下颌俯至胸前，使颈背肌肉拉紧和放松，并向左右两旁侧倾 10～15 次，再将腰背贴靠椅背，两手在颈后抱拢片刻，这种方法能收到提神的效果。

（4）每隔半小时，远望窗外 1 分钟，然后眼球左顾右盼，头不动，使劲眨几下双眼，这对视力很有好处。

（5）口部运动。左手捂住嘴，将嘴巴最大限度地一张一合，进行有节奏的运动，持续 50 次，可加速血液循环，并使头脑清醒，对美容也有不错的效果。

（6）梳头运动。用手指代替梳子，从前额的发际处向后梳到枕部，一次 10～20 次，可健脑爽神，并可降低血压。

（7）震耳运动。一只手压住同侧耳朵，使耳郭盖住耳孔，用食指压在中指上，然后轻轻用力，使食指从中指上面滑落，轻轻弹击在耳郭上，自己可听到咚咚声响，一次弹 10~20 下，然后换另一侧。这种方法有解除疲劳，防头晕、强听力、治耳鸣的作用。

（8）双肘放在桌子上，双脚并紧抬离地面 1 厘米，坚持 20 秒，然后放下双脚，休息 10 秒钟，重复 10~20 次。这种方法可以锻炼腹肌，减少腹部的脂肪堆积。

（9）把手伸到桌子下面，手指使劲伸开，然后快成拳头，反复 50 次，然后手腕转动数周。

原地做健身操的方法

（1）展胸运动：坐姿，两腿并拢脚尖着地，上体挺直，同时两臂侧平举向体后振动，幅度逐渐加大，做 16 次。

（2）肩部运动：坐姿，两臂上举，两手交叉握，掌心向上向后上方振臂，幅度由小到大，做 16 次，同时向前、后方向绕环 8 次。

（3）转体运动：坐姿，两手扶后脑，肘关节外展。上体向左转 90 度，还原，向右转 90 度，还原，反复 8 次。

（4）上肢运动：坐姿，两手用力支撑，使臀部离椅子 3~5 秒，还原，做 8 次。

（5）小腿运动：坐姿，左腿向前伸直、绷脚背、勾脚尖，各做 8 次，换右腿。

（6）压腿运动：站在椅子后面，距离 1 米左右，右腿伸直，置于椅子背上，左腿直立，手扶小腿，上体向前下压 8 次，向左转体 90 度，两手叉腰，并且上体右侧屈 8 次。然后换左腿。

（7）踢腿运动：站在椅子后面，距离约 0.5 米，两手扶椅，右腿直立，上体向前下倾，左腿直膝向后上方用力踢，做 8 次，换右腿。也可侧向椅子背，上体正直，内侧手扶椅背，外侧手臂侧举，内侧脚站立，外侧腿直膝向前踢 8 次，侧踢 8 次。

（8）腹部运动：坐姿，两腿并拢前伸，两腿屈膝，大腿上抬，尽量靠胸，还原，做 16 次。

（9）全身运动：站在椅子前，距离约 1 米，两手支撑在椅子上，两腿并拢后伸，前脚掌着地成俯撑姿势，直体控制 30～60 秒，换仰撑，相反姿势，时间相同。

上述健身方法虽然会占用一些工作时间，但可以大大提高工作效率，收到事半功倍的效果。

游泳运动好处多

游泳是一项很好的全身运动，也是人类生活中的一种实用本领。它集日光浴、空气浴和水浴为一体，是充分利用自然条件锻炼身体的有效办法。无论男女老少、体力强弱，甚至某些慢性病患者均可参加，并从中得到锻炼和治疗。

但是，由于游泳运动是在水的特殊环境中进行的，因此，人体入水后要受到水的浮力、阻力与推进力以及人的体位的影响。那么，关于陆上的运动处方，在水中是否还能使用呢？对此，有关专家对游泳中的最大心率与慢跑做了比较研究，以探讨健身游泳运动中的适当运动强度。结果发现，游泳时最大心率比慢跑低 11 次/分。也就是说，一个人在慢跑时最大强度可达心率 151～186 次/分时，而在水中可达 144～176 次/分，平均低 7～10 次/分。因此，陆上的运动处方应用于水中时，其水中适宜运动强度心率的计算，应比慢跑少 10 次/分左右。

注意事项：

（1）游泳时，必须注意安全第一，克服麻痹思想。凡患有传染性疾病或有开放性伤口时，都不宜参加游泳，女性月经期也不应游泳。

（2）饭后、酒后或剧烈运动后大汗淋漓时，不宜立即下水游泳。

（3）游泳前应做好充分准备活动，包括徒手操、模仿练习和拉长肌肉韧带的练习等。

（4）激烈游泳后，应在水中放松，调整好呼吸以后再出水。但如果在游泳时出现头晕、恶心、冷战或抽筋不止等异常情况时，应及时出水。

（5）游泳结束后，最好能及时淋浴或擦干身体，并注意穿衣保暖。

（6）在天然浴场游泳时，最好结伴同行，并注意选择水质清洁的地方，要注意水的深度、流速。不要在有污泥、乱礁、树桩、急流、漩涡、杂草丛生、污染严重和船只来往频繁的水域游泳。

跳绳健身优点多

国外一些健身运动专家近年来格外推崇跳绳运动。因为它具备众多优点：

（1）简单易行：跳绳花样繁多，可简可繁，随时可做，一学就会，特别适宜在气温较低的季节作为健身运动，而且对女性尤为适宜。从运动量来说，持续跳绳10分钟，与慢跑30分钟或跳健身舞20分钟相差无几，可谓耗时少、耗能大的有氧运动。

（2）锻炼多种脏器：跳绳能增强人体心血管、呼吸和神经系统的功能。研究证实，跳绳可以预防诸如糖尿病、关节炎、肥胖症、骨质疏松症、高血压、肌肉萎缩、高血脂、失眠症、抑郁症、更年期综合征等多种病症。对哺乳期和绝经期女性来说，跳绳还兼有放松情绪的积极作用，因而也有利于女性的心理健康。

虽然跳绳是个不错的健身方法，但不小心很容易受伤，所以要注意以下事项：

（1）跳绳者应穿质地软、重量轻的高帮鞋，避免脚踝受伤。

（2）绳子软硬、粗细适中。初学者通常宜用硬绳，熟练后可改为软绳。

（3）选择软硬适中的草坪、木质地板和泥土地的场地较好，切莫在硬性水泥地上跳绳，以免损伤关节，并易引起头昏。

（4）跳绳时需放松肌肉和关节，脚尖和脚跟需用力协调，防止扭伤。

（5）胖人和中年女性宜采用双脚同时起落。同时，上跃也不要太高，以免关节因过于负重而受伤。

（6）跳绳前先让足部、腿部、腕部、踝部做些准备活动，跳绳后则可做些放松活动。

跳绳前一定要做好身体各部位的准备活动，特别是足踝、手腕和肩关节、肘关节一定要活动开。开始时慢速，随着坚持时间的增长，可以逐渐提高跳绳的速度。慢速保持在平均每分钟跳60~70次；较快的速度保持在平均每分钟140~160

次。冬天在户外跳绳难免出汗，在停顿下来时，要及时穿上外衣。

锻炼性肌的方法

有些女性随着年龄增长，家务劳累，哺乳，感情转移到子女身上，性兴趣就会减弱；有的因性激素水平下降，影响了性欲；也有些女性体弱多病，全身乏力，性爱肌肉衰退而导致性冷淡。

首先需要查明原因。如果是激素水平降低，可适当补充雌激素或用中药治疗，有助于恢复性欲；如果是因生孩子后性高潮障碍（性冷感），就需要锻炼性肌，不仅能控制产后的应力性尿失禁，还可提高性兴奋能力，从而恢复性高潮反应。

锻炼性肌的方法很简单，在排尿时，平卧硬板床，甚至看电视、织毛衣时，屏气收缩尿道、直肠和阴道括约肌100～200次，然后放松，即可使性肌逐渐强壮起来。

锻炼PC肌的具体方法如下：

（1）排尿锻炼法：患者坐在便盆上，两腿分开排尿。中途有意识地收缩阴部肌肉，使尿流中断。此时感到在收缩的肌肉就是PC肌。注意，不可以用并拢双腿或两腿交压的方式来中止尿流。如此反复排尿、止尿、排尿、止尿，就像反复开关水龙头一样。有的人开始时止不住尿流，多做几次也能掌握。

（2）波浪式锻炼法：患者坐在椅上，由后向前缓慢地将PC肌收缩起来。在收缩状态下，从一数到十，然后由前到后逐渐放松。脑子里可想象海边的潮水，渐渐涨潮又渐渐退潮。反复练习，反复体验。慢动作容易使人不耐烦，中间可夹杂一些快动作，先迅速有力的收缩，然后快速放松外鼓，也就是不仅使肌肉放松，而且有意识地使肌肉略微朝外鼓起。这样连续有力地收缩、外鼓、收缩、外鼓，快慢动作交替进行。PC肌严重松弛的患者，每天可坚持收缩100次以上。熟练后也可站着或躺着练习。

（3）配合腰腿锻炼法：患者仰卧床上，以头部与双脚为支点，抬高臀部，同时收缩PC肌；放下臀部，同时放松PC肌。这样可使腰腹腿臀肌和阴部肌肉同时都能得到锻炼。排尿锻炼法是基础准备动作，掌握后就可直接做波浪式锻炼法。熟练后平时在街上等公共汽车、在家看报或看电视时也可做，没有任何副作用。

更年期运动的原则

更年期女性要做到科学健身，应遵循以下几项原则：

1. 根据个人身体状况，选择适宜的健身项目

更年期女性由于生理上的原因，身体各组织器官渐趋衰退，活动后恢复时间延长。因此健身时应选择适宜的锻炼项目。对更年期女性来说，应首选有氧运动。合适的有氧运动项目有：慢跑、快步走、游泳、舞蹈、登山、骑自行车以及某些球类项目。这些项目的特点是持续活动时间可长可短，强度可大可小，呼吸比较均匀，自己可根据当时身体状况灵活掌握；锻炼时还可以与同伴交谈，跑走交替，能够达到很好的健身效果。

2. 掌握适宜的运动强度，注意疲劳反应

没有身体的疲劳，就达不到锻炼效果。但疲劳过度，则对身体带来不利影响。如何掌握适度呢？可以从表象来判断，如锻炼后身体感到中度劳累，但心情舒畅，精神愉快；无明显气喘、心跳过速难受的感觉；食欲有所增加，睡眠有所改善；活动后第二天早晨的血压、脉搏比较稳定，体重保持正常；肥胖者经过一段时间锻炼后，可以因脂肪消耗，体重有所下降。如此状态为适度锻炼。更年期女性锻炼后恢复时间延长，一般在24小时内得到恢复是正常现象，最长不应超过2~3天。

如果健身后出现头痛、头晕、无力、恶心、胸闷、气促、食欲下降、睡眠不佳；第二天早晨脉搏加快，血压升高，功能减退，疲劳感长期不能消退，体重明显下降，则应视为过度疲劳。

要客观评价适宜运动量，一般推荐给健康中老人心率评定的方法，采用运动后170减年龄的公式。举例说一个60岁的人，锻炼后每分钟心率保持在110次（170－60）左右是比较安全的。

总之，更年期女性的健身活动要持之以恒，量要适中，动作宜缓慢，防止过度疲劳。

07

预防保健

防范妇科疾病应注意的问题

妇科炎症是女性最常见的疾病，必须及时治疗，但是最重要的还是预防。日常生活中我们可以通过各种方法增强抵抗病菌的能力，同时也可以改变不健康的生活方式减少病菌入侵的机会，特别要注意以下几方面的问题。

（1）瘙痒处应避免用过度搔抓、摩擦、热水洗烫等方式止痒，不用碱性强的肥皂洗浴，也不能用洗浴剂反复清洗外阴或冲洗阴道，避免引起阴道正常环境的改变，导致阴道正常菌群失调，从而破坏阴道酸性抗菌屏障；尽量不要滥用激素类外涂药物。

（2）内衣应柔软宽松，以透气的棉织品为好。避免羽绒、尼龙及毛织品衣服贴身穿戴；不要将内裤与袜子一同洗涤。

（3）平时注意保持外阴部位的清洁干爽，特别是在月经期间更要注意这一点，不穿化纤内裤及牛仔裤。

（4）男性平时洗澡时，应将包皮翻转，洗净包皮囊内的包皮垢，这是预防引起配偶炎症的最简单而又行之有效的办法。

（5）避免不洁性交。

（6）避免长期、大量使用广谱抗生素，导致阴道正常菌群失调。

（7）如果长期口服避孕药而导致阴道炎反复发作的应停用避孕药，改用其他方法避孕。

如何预防外阴炎

（1）养成健康的生活习惯如：充足的睡眠，规律的饮食，多吃水果和蔬菜，适当的锻炼，缓解压力和紧张。

（2）良好的卫生习惯使用公用设施时多加注意，平时穿宽松棉质内裤，不使用不洁卫生巾和护垫，每日清洗外阴，但尽量少冲洗阴道。

（3）治疗月经不调如果月经过多、过长，阴道内的血液是细菌生长的最好温床，所以最好接受调经治疗。

预防阴道炎的方法

（1）切勿过度清洗。阴道在正常的情况下，会自己保持酸碱值的平衡，尽量不要以清洁剂或是消毒药水清洁阴道，甚至过度刷洗，这样不仅可能破坏阴道环境的平衡，也有可能造成阴道伤害，所以平时只要以温水冲洗即可。另外，如果你觉得自己可能感染了阴道炎，也不要在看医师前，清洗阴道，以免将阴道中的原虫或是分泌物清洗掉，这样会让医师无法正确判断你所感染的菌种。

（2）穿着棉质透气的裤子。平时尽量穿着棉质透气的内外裤，保持干爽，平时如果分泌物不多也可尽量不要用卫生护垫，如果使用就一定要勤更换，以免滋生细菌。

（3）少吃刺激性食物正常情况之下，我们的天然免疫系统会自动去应付这些入侵的菌种，所以我们平时就要有健康均衡的饮食，少吃刺激性的食物，让免疫系统正常工作。

（4）切勿滥用抗生素。使用抗生素一定要经过医师的同意并有处方，因为抗生素虽然可以杀死细菌，但是如果长期大量使用抗生素会导致阴道正常菌群失调而助长霉菌的滋生，所以千万不要滥用抗生素。

（5）性生活正常单纯。许多阴道炎的感染都是通过性行为传递的，如果性伴侣过多，就较难掌控是否感染的情况，所以只要性生活单纯，感染特定的阴道炎概率就会大大减少。每次夫妻生活前应搞好个人卫生，尤其不能忽略男方生殖器官的卫生。

（6）避免在月经经期过夫妻生活。各种阴道手术后也应该遵照医师的建议确定可以开始有夫妻生活的时间。

（7）心情保持愉快。保持心情愉快也是一种增进免疫力的好方法，另外平常的生活作息也要正常，这样才能让免疫系统正常运作。

阴道炎患者应注意的问题

（1）阴道炎是妇女的常见病、多发病，患者不应该有任何心理负担，不要自己乱用药，应该在医师指导下正确用药，定期复查，完成治疗的全部疗程，以期治愈，切忌半途而废。

（2）寻找发病原因，减少复发或再次患病的可能。

（3）保持外阴清洁干燥，尽量不搔抓外阴。每日清洗时水宜温不宜烫，以免损害外阴皮肤。每日换洗内裤，且内裤需单独清洗。毛巾、内裤、盆具等可用煮沸法消毒。不穿着化纤内裤。便前、便后均要洗手。

（4）患病期间尤其是急性期时要避免性生活，如一定要发生性关系，应使用避孕套，以免传染他人；最好夫妻双方应该同时接受治疗。

（5）调整饮食结构，多进食富含维生素的食品。患病期间尽量少食牛羊肉及辛辣食品，以免加重瘙痒症状。

（6）保持心情愉快也是一种增进免疫力的好方法，另外平常的生活作息也要正常，这样才能让免疫系统正常运作。

预防阴道炎复发的方法

（1）首先应去除病因。对复发者应检查原因，比如是否有糖尿病，是否长期应用抗生素、雌激素或类固醇激素等药物，是否经常穿着紧身化纤内裤，局部药物的刺激等情况，应尽量控制或消除这些诱因。

（2）在初次发病时治疗要彻底，要根据医师的要求正确用药，有些情况还需要巩固治疗。治疗不彻底是造成阴道炎复发和难治的原因之一，治疗痊愈的标准是3个月经周期后复查白带均正常。

（3）配偶同治。外阴阴道炎往往是通过性传播的疾病，患病妇女的丈夫的包皮皱褶、尿道、前列腺中有病原体寄生，如单纯女方治疗，男方就会成为感染源而导致复发。如果同时使用避孕套可减少性伴侣间的相互感染。男方也要积极治疗自己的泌尿道感染。

（4）注意个人卫生，保持外阴清洁、干燥，勤换内裤，外阴用具专人专用，用过的内裤、毛巾、面盆均应用开水烫洗；去公共场所如公共厕所、游泳池、浴室要注意预防交叉感染。

（5）增强机体的抵抗力，加强营养，锻炼身体，提高机体的免疫力，减少条件致病菌的发病机会。

慢性宫颈炎患者日常应注意的事项

（1）保证休息，多食水果蔬菜及清淡食物。

（2）保持外阴清洁，常换内裤，内裤宜柔软，选用纯棉或丝织品，防止炎症发生。

（3）慢性宫颈炎病程长，治疗的时间也往往较长，要树立信心，主动配合治疗。

（4）慢性宫颈炎，尤其是宫颈糜烂在治疗前应先做宫颈刮片，排除早期宫颈癌。

（5）久治不愈者，必要时可接受手术治疗。

（6）手术治疗后，在创面尚未完全愈合期间（手术后4~8周）应避免盆浴、性交及阴道冲洗等。

（7）在手术后1~2个月内，于月经干净后定期到医院复查，以了解创面愈合情况及治疗效果，有的病情较重需要多次治疗才能彻底治愈。

盆腔炎患者要注意的问题

（1）杜绝各种感染途径，保持会阴部清洁、干燥，每晚用清水清洗外阴，做到专人专盆，切不可用手掏洗阴道内，也不可用热水、肥皂等洗外阴。盆腔炎时白带量多，质黏稠，所以要勤换内裤，不穿紧身、化纤质地内裤。

（2）月经期、人流术后及上、取环等妇科手术后阴道有流血，一定要禁止性生活，禁止游泳、盆浴、洗桑拿浴，要勤换卫生巾，因此时机体抵抗力下降，致病菌易趁机而入，造成感染。

（3）被诊为急性或亚急性盆腔炎患者，一定要遵医嘱积极配合治疗。患者一定要卧床休息或取半卧位，以利炎症局限化和分泌物的排出。慢性盆腔炎患者也不要过于劳累，做到劳逸结合，节制房事，以避免症状加重。

（4）发热患者在退热时一般出汗较多，要注意保暖，保持身体的干燥，出汗后应更换衣裤，避免吹空调或直吹对流风。

（5）要注意观察白带的量、质、色、味。白带量多、色黄质稠、有臭秽味者，说明病情较重，如白带由黄转白（或浅黄），量由多变少，味趋于正常（微酸味）说明病情有所好转。

（6）急性或亚急性盆腔炎患者要保持大便通畅，并观察大便的性状。若见大便中带脓或有里急后重感，要立即到医院就诊，以防盆腔脓肿溃破肠壁，造成急性腹膜炎。

（7）有些患者因患有慢性盆腔炎，稍感不适，就自服抗生素，长期服用可以出现阴道内菌群紊乱，而引起阴道分泌物增多，呈白色豆渣样白带，此时，应即到医院就诊，排除霉菌性阴道炎。

（8）盆腔炎患者要注意饮食调护，要加强营养。发热期间宜食清淡易消化饮食，对高热伤津的患者可给予梨汁或苹果汁、西瓜汁等饮用，但不可冰镇后饮用。白带色黄、量多、质稠的患者中医辨证多属湿热证，宜忌食煎烤油腻、辛辣之物。小腹冷痛、怕凉，腰酸疼的患者，属寒凝气滞型，则在饮食上可服姜汤、红糖水、桂圆肉等温热性食物。烦热、腰痛者多属肾阴虚，可食肉蛋类血肉有情之品，以滋补强壮。

（9）做好避孕工作，尽量减少人工流产术的创伤。

预防慢性盆腔炎急性发作的方法

（1）增强机体的抵抗力，锻炼身体，提高机体的免疫力，减少条件致病菌的发病机会。

（2）月经期、人流术后及上环、取环等妇科手术后阴道有流血，一定要禁止性生活，禁止游泳、盆浴、桑拿浴，要勤换卫生巾。做好避孕工作，尽量减少人工流产等手术的机会。

（3）可在家进行下腹部热敷等温热治疗，并长期坚持。

（4）保持会阴部清洁、干燥。每晚用清水清洗外阴，做到专人专盆，切不可用手掏洗阴道内，也不可用热水、肥皂等洗外阴。盆腔炎时白带量多，质黏稠，所以要勤换内裤，不穿紧身、化纤质地内裤。

慢性盆腔炎需要注意的问题

（1）女性罹患盆腔炎是很常见的，一旦发生，应该特别注意保健，在月经期要禁止房事，注意月经期及平时卫生。

（2）人工流产、分娩及妇科手术后要加强护理，定期检查，同时注意营养，配合锻炼以增强体质。

（3）要注意检查病因，也就是找出导致盆腔炎的病根，应该检查解脲支原体、沙眼衣原体等，如果有问题应及时治疗。需要说明的是，最好同时做药物敏感试验，然后选择药物，这样治疗更加对症，更加效果。

（4）有了盆腔炎，要特别注意外阴的清洁，每天都应该进行外阴清洗和内衣裤更换，我们主张用温开水作为清洗液，因为开水经过煮沸后已经消毒了。另外还要注意清洗器具的选择，每个妇女都应该有专门的洗下身的盆，这样可以避免其他的感染进入阴道。通常一天洗一次就可以了，最好大便完后也清洗一次。另外选择卫生巾要选质量好的卫生巾，男女同房前双方都应该清洗下身，防止发生生殖系统感染。

避孕套对预防性传播疾病并不安全

无可否认，避孕套在防止性病传播方面起到了巨大的作用，而人们一般会认为避孕套和安全套是一回事，只是叫法不同，但事实上，传统天然乳胶避孕套在阻断性传播疾病方面的效果，正受到越来越多研究结果的质疑。但将避孕套称为"安全套"并不科学。有机构研究结果显示，使用避孕套预防艾滋病、尖锐湿疣等性传播疾病的失败率仍然很高，因此避孕套不等于安全套。

传统乳胶避孕套的作用是阻隔，只要正确使用就能在一定程度上阻隔病毒的传播。在现有医疗条件下，在没有更好的防范措施情况下，为了减少性传播疾病，增加相对安全性，大量推广使用避孕套被各国政府广泛采纳。但是，避孕套对病毒的阻隔效果究竟有多大？是否能做到百分之百阻隔所有病毒？

《新英格兰医学杂志》报告避孕套预防艾滋病的失败率为16.7%。《英国社会科学医学杂志》报告避孕套预防性病的失败率高达31%。美国国立卫生研究院、疾病预防和控制中心组成的科学特别小组，研究了避孕套对艾滋病、淋病、衣原体、梅毒、软下疳、性病淋巴肉芽肿、生殖器疱疹和尖锐湿疣等9种性传播疾病的保护效果，发现目前广泛使用的避孕套不能彻底有效地防止任何一种性病传播！

究其原因，主要有三点：

（1）艾滋病、人类乳头瘤等病毒远比精子小，避孕套能阻隔精子不一定能阻隔各种病毒。也就是说，乙肝病毒、尖锐湿疣病毒、艾滋病病毒有可能穿透传统天然胶乳避孕套。

（2）性病病毒可以通过多个途径侵入生殖器官黏膜、皮肤，精子则只有进入输卵管这条唯一通道。

（3）怀孕受排卵时间的限制，而性病病毒感染不受任何时间限制。

因此男科专家指出：即使正确使用避孕套，感染性病的概率仍然很高。如此看来，其致密度不够，无法有效阻隔艾滋病、乙肝等各种病毒；存在致癌物质亚硝胺；乳胶蛋白引起过敏反应；以及天然乳胶避孕套的偏碱性，成了传统乳胶避孕套无法克服的四大缺陷。传统乳胶避孕套不等于安全套！

因此男性在发生不洁性行为后仍然有可能感染性病，不要以为带了避孕套就万无一失，肯定不会传染性病，当身体出现不良症状时，应及时到正规医院检查治疗。当然，避免不洁性行为是防止性病传染的最有效方法。

幼女也要预防阴道炎

幼女外阴发育差，不能遮盖尿道口及阴道前庭，细菌容易侵入，加之女孩卵巢功能尚不健全，体内缺乏雌激素，外阴和阴道抵抗力低，而且女孩的处女膜开口相对较大，又邻近肛门，容易受污染而发生炎症。婴幼儿的阴道环境与成人不同：新生儿出生数小时后，阴道内即可检测出细菌，由于受母亲及胎盘雌激素的影响，阴道上皮内富含糖原，阴道 pH 低，为 4～4.5。此时，阴道内优势菌群为乳杆菌。出生后 2～3 周，雌激素水平下降，阴道上皮逐渐变薄，糖原减少，pH 上升至 6～8，乳杆菌不再为优势菌，易受其他细菌感染。

如果女孩排便后，擦过肛门的卫生纸蹭到外阴，或未擦干净的粪便残留，污染内裤，会使粪便中的病菌进入外阴引起炎症。小儿常见的肠道寄生虫如蛲虫，也可以从肛门进入阴道引起感染。有的孩子出于好奇心或想解除外阴一些不适感，会将发卡、小铅笔头、小玩具之类的东西插入阴道内，如未能及时取出，长时间刺激或损伤阴道黏膜可引起炎症。爽身粉或香皂残留聚集在处女膜和阴唇沟内，肥皂和洗衣粉残留在内裤上，局部用药不当都会引起刺激或过敏性炎症。尼龙和人造纤维内裤对部分女孩也可引起过敏性炎症。小孩呼吸道或身体其他部位感染，女孩的双手可将病原体从已感染部位带到外阴。肥胖的女孩，外阴、大腿间的摩擦、潮湿受压或皮肤皱褶清洗不净，可发生皮损和感染。与家庭其他成员共用浴盆、浴巾、坐便器或到公共游泳池游泳，都有可能使孩子感染上成人生殖器的炎症。近年发病率陡增的性病之一——淋菌性外阴阴道炎，在幼女中已有发现。母亲体内存在的一些致病因素，如单纯性疱疹病毒、霉菌以及滴虫，都可在胎儿经过产道或日常生活密切接触过程中，传染给女性新生儿。女婴先天性阴道直肠瘘等畸形则更容易发病。

如何预防婴幼儿外阴炎呢？婴儿要保持外阴清洁和干燥。小婴儿使用尿布，应选择纯棉质地，它柔软、透气好；不出门的时候最好不用尿不湿。大小便后及时更换尿布，每天坚持清洗外阴 1～2 次，特别要注意洗净，并轻轻拭干阴唇及皮肤皱褶处。擦洗时要注意自上而下拭净尿道口、阴道口及肛门周围。皮肤如有皲裂，应涂擦无刺激性的油膏。最后在外阴及腹股沟处薄而均匀地扑上滑石粉，以保持干燥。扑粉不宜过多，以免粉剂进入阴道，形成小团块而引起刺激。进入幼儿期，尽量不让孩子在地板上坐卧，尽早穿着封裆裤；衣服要柔软、宽松、舒适。重视大小便后的清洁，特别是小便后，应用柔软卫生纸拭擦尿道口及周围，并注意小便的姿势，避免由前向后流入阴道。此外儿童的浴盆、毛巾等要避免与大人交叉感染。

一切预防措施都不可能确保万无一失。因此家长应经常观察检查女孩外阴，发现异常或孩子自诉不适，搔抓外阴时，及时到医院诊治，以免病情加重。

预防霉菌性阴道炎的方法

霉菌性阴道炎，系由白色念珠菌感染阴道所引起的炎症。白色念珠菌的传染有外源性和内源性两种。外源性传染，是体外霉菌通过洗浴、医疗器械等进入体内传染，也可能是通过性生活直接传染。内源性传染，是平时就寄居在阴道内的白色念珠菌，遇到适宜的环境，迅速繁殖致病。妊娠、糖尿病或长期使用抗生素的妇女多见，这是由于妊娠及糖尿病时阴道上皮细胞富含糖原，长期使用抗生素使阴道内细菌减少，失去对霉菌的拮抗作用，从而使霉菌相对增多而致病。虽然霉菌性阴道炎发生于局部，但所出现的症状却可以影响全身。许多患者往往由于阴道及外阴奇痒而坐立不安，进而影响工作、学习和睡眠。为了保障妇女的身心健康，应当注意防治霉菌性阴道炎。采取一定的方法可以预防和减少发病的可能性。

（1）去除引发霉菌性阴道炎的各种有关因素。妊娠期妇女务必加强孕期保健工作；患糖尿病的妇女应积极予以有效的治疗；避免长期、大量使用抗生素，尤其是广谱抗生素更应少用。

（2）加强卫生保健。了解相关的卫生知识，注意外阴及阴道的清洁卫生。定期进行妇科普查普治工作，以便早发现、早隔离和早治疗。

（3）选择正规的医院。避免接触女性生殖器官的各种医疗器械因消毒不严造成交叉感染。

性卫生的注意事项

性卫生主要包括身体和精神两个方面。性卫生做好了，才能保证家庭幸福、美满，身体健康。因此，应给予十分重视。

（1）保持性器官卫生。不论男女都应做到这点。每次性生活前，应当刷牙、漱口、洗脸、洗脚、洗外生殖器，有条件的最好洗澡。这样可以减少因为生殖器官不洁带来的感染，如生殖系炎症、泌尿系炎症以及宫颈癌等。性生活后也要清洗一下外生殖器官。

（2）月经期禁性生活。经期子宫内膜剥脱，子宫腔内有新鲜创面，性交可能带入细菌，引起生殖器官炎症；而且经期盆腔充血，亦可使月经增多。此外，经期同房，发生子宫内膜异位症的概率也有所增加。

（3）性交次数要适当。同一对夫妇在不同时期的性生活频度有一定差异。一般来说，新婚和青壮年次数多些，中年后次数有所下降，所以不必作什么硬性规定。但总的来说，应避免性生活造成疲劳、萎靡不振，也不能影响工作和学习。特别是身体不好或有慢性病者更应适当控制。双方应互相爱护和体谅。

避免性生活的几个方面

为避免造成疾病或增加不必要的身心痛苦，下列情况下应当减少或避免性生活。

（1）月经期要避免性生活。

（2）大量饮酒后应避免性生活。因为大量饮酒后同房易引起阳痿或早泄。更重要的是由于酒精对人体有害，可引起各脏器的损伤，所以酒后同房对身体是不利的。另外酒精对女性卵子或男性精子都有不良影响。

（3）妊娠期内头 3 个月进行性生活容易引起流产；妊娠末期容易引起早产和感染。因此在这些时间里应控制性生活。产褥期进行性生活可影响女性生殖器官的复原亦增加感染机会，因此应避免性生活。

（4）患严重心、肺、肝、肾等疾病时，应尽量减少或避免性生活，以免增加脏器负担。

（5）过分疲劳、情绪忧郁、悲伤等情况时亦应尽量避免性生活。

预防急性乳腺炎的措施

预防急性乳腺炎，关键在于防止乳头损伤，避免乳汁淤积，保持乳房清洁。具体预防措施如下：

（1）在妊娠后期，要每天用温水擦洗乳房、乳头，或用75％的酒精每周擦洗1次，尤其是初产孕妇要养成习惯，以增加乳头皮肤的抵抗力。

（2）乳头有先天性畸形者，如乳头凹陷，在妊娠后就要设法纠正。可用吸乳器吸引，一日1～2次；或经常用手指轻轻将乳头向外牵拉，同时按摩乳头及乳晕部，促使乳头平滑肌的发育。

（3）乳汁的淤积是发病的重要因素，要积极防止。要定时哺乳，一次不宜超过20分钟，最好是5分钟倒换一个乳头，尽量让婴儿将两侧乳房的乳汁轮流吃尽，以促进两侧乳汁分泌的均衡增加。如吸不尽，可用吸奶器或手按摩挤出，使乳房尽量排空。但注意不要用力挤压或旋转按压，应顺着乳腺导管的方向，把淤积的乳汁逐步推出。按摩时，可用手轻轻提动乳头数次。按摩前先做局部热敷，效果会更好。为了预防乳汁过稠，发生凝乳阻塞乳管，乳母应多饮汤水饮食。

（4）喂奶时，应让婴儿含住乳头周围的部分乳晕，这样可减少吸吮对乳头皮肤的摩擦。

（5）如果乳头有破损或皲裂，应给予治疗。可用黄柏、白芷各半研末，再用香油或蜂蜜调匀后涂擦患处，或用鱼肝油铋剂、蓖麻油铋剂或蛋黄油涂抹。同时应暂停哺乳，用吸奶器吸出乳汁喂养婴儿。

（6）断奶时应先减少哺乳次数，同时少喝汤类及流质类食物，然后再行断奶。并用炒麦芽50克，或生枇杷叶15克煎汤代茶饮用；如果乳房结块胀痛，可用芒硝外敷，以促其消散。

（7）产后用橘核30克水煎服，一般2～3剂，即可达到预防乳汁淤积的目的。

（8）注意婴儿的口腔清洁，不可让婴儿含乳而睡，哺乳后应将乳头擦洗干净，戴好乳罩，避免受压。

预防乳腺增生的主要措施

乳腺增生是女性常见的非炎症、非肿瘤的乳腺疾病。随着人们饮食结构的变化，患病者逐年增多，因此，有人也把它称为女性的"现代病"。所以，女性一定要增强自我保健意识，科学、合理地对待生活与工作。

1. 远离乳腺增生的主要措施

乳腺增生是女性最常见的乳腺疾病，其病因与内分泌失调及精神因素有关。而乳腺组织对雌激素过分敏感，雌激素过高和孕激素过少或它们之间不协调，均可导致乳腺实质发生增生。对此，降低乳腺增生发病率的主要措施有：

（1）妊娠、哺乳是女性身体的正常功能，对乳腺功能是一种生理调节，因此，适时婚育、哺乳，对乳腺有利；相反，30 岁以上未婚、未育或哺乳少的女性则易罹患乳腺增生。

（2）乳腺是性激素的靶器官，受内分泌环境的影响而呈周期性的变化。当"性"的环境扩大及性刺激的机会增多时，则可促使"动情素"分泌，造成雌激素增多而黄体酮相对减少，从而发生乳腺增生。因此，保持夫妻生活和睦、生活规律，能够消除不利于乳腺健康的因素。

（3）保持心情舒畅，情绪稳定。如果情绪不稳定，会抑制卵巢的排卵功能，也可使雌激素增高，导致乳腺增生。

（4）避免使用含有雌激素的面霜和药物。有的女性为了皮肤美容，长期使用含有雌激素的面霜，使体内雌激素水平相对增高，久之可诱发乳腺增生。

（5）患有其他女性病的人也容易患有乳腺病，如月经紊乱、附件炎患者等。因此，积极防治女性病，也是减少乳腺增生诱发因素的一个重要环节。

（6）乳腺增生患者最需要做的是定期复查。每半年或 1 年做 1 次乳腺 B 超检查，40 岁以上、乳痛症状较重的患者可每年行双乳钼靶照片 1 次，早期可以服药治疗，而大部分患者不需服药。

2. 怎样防止乳腺增生发生癌变

（1）心理上的治疗非常重要，乳腺增生对人体的危害莫过于心理的损害，因缺乏对此病的正确认识，不良的心理因素，如过度紧张刺激、忧虑悲伤，会造成神经衰弱，加重内分泌失调，促使乳腺增生症的加重，故应消除和排解各种不良的心理刺激。对心理承受差的人更应注意，少生气，保持情绪稳定，活泼开朗的心情即有利于早康复。

（2）改变饮食，防止肥胖少吃油炸食品、动物脂肪、甜食及过多进补食品，要多吃蔬菜、水果和粗粮。此外，多吃核桃、黑芝麻、黑木耳、蘑菇，保持大便通畅会减轻乳腺胀痛。

（3）生活要有规律，注意劳逸结合，保持性生活和谐，可有助于调节内分泌失调。

（4）多参加体育运动，防止肥胖，提高机体免疫力。

（5）禁止滥用避孕药及含雌激素美容用品，不吃用激素喂养的鸡、牛肉。

（6）避免人流，产妇多喂奶，能防患于未然。

（7）自我检查和定期复查。

（8）明确诊断，根据病情制定合理的治疗方案。目前专科多采用中药综合治疗，可有效缓解疼痛，消除乳腺增生的肿块。

很多患者乳腺增生可能和平时常吃的保健品有很大关系。女性要慎吃各类含有雌激素的保健品，在吃各类保健品前，首先要去医院测试个体的雌激素水平，要有的放矢地进行补充；如果自身雌激素水平较高，就不要再去吃保健品，否则过量补充雌激素就会导致乳腺增生，严重者会恶变成乳腺癌。

预防乳腺肿瘤的要点

乳房肿瘤是女性的常见病。因其位置浅表，大多能通过自我检查，在没有出现症状之前就得到早期发现。关键是患者要有定期自我检查的意识，掌握正确的检查方法，一旦发现肿块及时就医。

1. 七大元素诱发乳腺肿瘤

（1）遗传因素：有研究发现，其母亲在绝经前曾患乳癌的女性，自身患乳腺癌的危险性为一般女性的9倍。姐妹当中有患乳癌的女性，危险性为常人的3倍。需要强调的是，乳腺癌病人的亲属并非一定患乳腺癌，只是比一般人患乳腺癌的可能性要大。

（2）不健康的生活方式和精神抑郁：有些女性长期坐多动少，缺乏锻炼，接触阳光少。大多数职业女性由于工作关系，长时间紧箍着乳罩，难得给乳腺"松绑"。这些因素都与乳腺病有关。都市年轻女性面临激烈的竞争压力，精神、心理长期处于紧张状态，导致情绪上的不稳定，不平和。这些精神因素与不良的生活和工作方式累加在一起，可对乳房造成伤害。

（3）月经初潮早、绝经晚：月经初潮年龄小于12岁与大于17岁相比，乳腺癌发生的相对危险增加2.2倍。闭经年龄大于55岁比小于45岁者发生乳腺癌的危险性增加1倍。月经初潮早、绝经晚是乳腺癌最主要的两个危险因素。

（4）婚育：流行病学研究表明，女性虽婚而不育或第一胎在30岁以后亦为不利因素，但未婚者发生乳癌的危险为已婚者的2倍。专家认为，生育对乳腺有保护作用，哺乳对乳腺癌的发生有较好的预防作用。

（5）电离辐射：乳腺组织是对电离辐射较敏感的组织。年轻时为乳腺上皮细胞有丝分裂活跃阶段，对电离辐射的致癌效应最敏感，而电离辐射的效应有累加性，多次小剂量暴露与一次大剂量暴露的危险程度相同，具有剂量－效应的关系。

（6）不健康的饮食习惯：乳腺癌的发病率和死亡率与人均消化脂肪量有较明显的关系。有些公司职员高收入造成高生活水准，形成不科学的、不健康的"高能量、高脂肪"饮食习惯，结果导致乳腺癌的发病率大大提高。

（7）激素：乳腺癌与人体内分泌平衡失调有关，在各种内分泌因素中，最重要的是雌激素、孕激素。研究结果表明，雌激素刺激乳房腺体上皮细胞过度增生，是造成乳癌的重要原因，常使用含激素用品及女性更年期激素替代治疗可增加乳腺癌的发病危险。

2. 乳房自查具体方法

乳腺癌发现越早，治愈可能性越大，乳房自查是早期发现乳腺癌的重要途径。专家建议女性在30岁之后必须做乳房自查，最好每月1次，尤其是乳腺癌的高危人群。自查最好在月经过后9～11天内。

（1）洗澡时检查乳房：洗澡时皮肤表面潮湿，涂擦浴液后皮肤滑润，有利于发现异常情况。此时用右手检查左乳，用左手检查右乳，注意有无局部增厚感或肿块。除拇指外的其余四指并拢，紧贴胸壁，通过各手指交替轻压，按顺序触摸整个乳房的各个区域。正常乳房较柔软，有肿块时感觉有东西在手指下滑动。切忌用手抓捏乳房，因为抓捏会使正常的乳腺组织缩成团，感觉就像是肿块，即使其中真有肿块也查不清。

（2）在穿衣镜前检查乳房：取坐位或立位，先检查乳房外观，位置是否对称，乳头是否在同一水平上。看皮肤有无红肿、静脉曲张、破溃等，有无橘皮样皱缩和酒窝征，乳头是否内陷、回缩或抬高。

（3）坐位或仰卧位检查乳房：采用食指、中指和无名指的指腹放平触摸，用指腹将乳腺组织轻按于胸壁上，从乳晕周围开始以螺旋状顺时针方向慢慢向外移动，直至乳房组织。最后用拇指和食指轻挤乳头，看看是否有血性液体或褐色、暗红色、淡黄色液体。若发现异常，应及时到医院进一步检查，不要掉以轻心，以免为乳腺癌的发生、发展留下隐患。

女性应每半年由乳腺专科医生全面检查一次，有良性肿瘤的患者 3 个月检查 1 次。由于乳腺变化受内分泌激素影响，因此，月经来潮的第 10 天左右是检查乳房的最佳时机。

预防乳腺疾病，要按时作息，保持心情舒畅，合理安排生活。病期要保持乳房清洁，注意乳房肿块的变化。患者宜常吃海带、橘子、金橘、牡蛎等行气散结之品，忌食生冷和辛辣刺激性的食物。如果女性出现经常性乳房疼痛，有肿块、有异常分泌物等症状，一定要及时到正规医院的专科做系统检查。

预防阴道炎的方法

由于阴道炎的发病主要与个人卫生以及相互感染等因素有关，故平时要注意清洁，防止致病菌的侵袭，杜绝传染源，并增强体质，预防复发。注意个人卫生、保持外阴清洁干燥；勤洗换内裤，不与他人共用浴巾、浴盆；不穿尼龙或化纤织品的内裤，患病期间用过的浴巾、内裤等均应煮沸消毒等。

1. 不同类型阴道炎的预防措施

（1）细菌性阴道病：加强锻炼，增强体质；避免滥用阴道灌洗和阴道纳药；注意个人卫生和性卫生，特别是在经期和产褥期切忌性生活。

（2）念珠菌性阴道炎：应合理使用广谱抗生素及激素，避免滥用，造成体内菌群失调。糖尿病患者要特别注意皮肤及外阴的清洁卫生。阴道念珠菌常与其他部位的念珠菌并存或交叉感染，如皮肤真菌感染瘙痒时，若用手搔抓后，未清洗就小便则可能将病原菌带到外阴及阴道；肛门周围瘙痒时，可能是肠道感染真菌，而大便后擦拭不注意，也有可能污染外阴和阴道；此外，本病还可通过性生活传染，故在治疗期间应避免性生活，必要时夫妇双方要同时进行诊治。

（3）滴虫性阴道炎：毛滴虫的生存能力较强，很容易被传播。第一要消灭传染源。即对男方也要进行治疗。第二要杜绝传染途径。提倡淋浴，不用盆浴；在公共厕所不选用坐式便器；不用公共浴室的毛巾及不租用游泳衣裤等。

（4）老年性阴道炎：加强营养，提高机体的抵抗力；注意局部的清洁卫生，大便后要养成清洗外阴的习惯。

2．阴道炎的调理

（1）生活调理：注意个人卫生，勤洗换内裤，不与他人共用浴巾、浴盆，不穿尼龙或化纤织品的内裤，少穿紧身的牛仔裤。治疗期间禁止性生活，或采用避孕套以防止交叉感染。月经期间宜避免阴道纳药及盆浴。若阴道炎反复发作者，应检查配偶的小便及前列腺液，如有异常应同时治疗，以杜绝感染源。

（2）饮食调理：饮食宜清淡而富有营养，增强机体的抗病能力；同时应忌食辛辣刺激之品，以免酿生湿热，招致外邪。

（3）精神调理：患者应稳定情绪，放松心情，正确认识阴道炎属于妇科的常见病，与不良的生活习惯有关，避免紧张和焦躁的心态。

有些爱美的女孩常喜欢穿显露体形曲线的紧身裤。这类裤子面料多为化纤织物，密不透气，阴道分泌物和汗液不易散发，是滋养真菌的安乐窝。而频繁地使用药物清洁剂或者洗剂来清洗外阴也是导致阴道炎的原因。另外需要注意的是，频繁地使用卫生护垫，所形成的紧闭环境容易破坏阴道固有的微环境，降低阴道的自我抗菌能力。

宫颈糜烂的预防与调护

宫颈糜烂在已婚女性中发病率很高，几乎可高达50%～60%，只是糜烂程度的轻重不同而已。宫颈糜烂与宫颈癌的发生有密切关系，所以女性应定期进行女性病检查，及早发现疾病，及时对症治疗。

1．如何预防宫颈糜烂

（1）讲究性生活卫生，适当控制性生活的频率和强度；坚决杜绝婚外性行为和避免经期性生活。

（2）及时有效地采取避孕措施，降低人工流产、引产的发生率，以减少人为的创伤和细菌感染的机会。

（3）避免滥用阴道洗液和栓剂。

（4）注意经期和产褥期卫生，严禁性生活。

（5）分娩时发现宫颈裂伤应及时缝合。

（6）定期妇科检查和宫颈防癌涂片，以便及时发现宫颈炎症及宫颈病变，及时治疗。

2．宫颈息肉的预防

最主要的是要搞好清洁卫生，要经常清洗外阴，防止阴道炎症和宫颈糜烂。由于阴道有良好的"自洁"功能，清洗时一般无须药物，更不必用肥皂等刺激性较强的洗涤剂，一日用温开水冲洗外阴一次即可。应引起注意的是，性生活之前，男女双方均应清洗外阴，男性阴茎包皮过长者更应彻底清洗，以防细菌、支原体、衣原体等悄悄侵入。另外，勤晒被褥，穿棉织品内裤，勤洗勤换，都是积极的预防措施。

3．子宫肌瘤注意"紧急"预防

子宫肌瘤的形成与长期大量雌激素刺激有关，而动物实验表明，高脂肪食物促进了某些激素的生成和释放，故肥胖女性子宫肌瘤的发生率明显升高。因此培养良好的饮食习惯，对子宫肌瘤有一定的抑制作用。

（1）饮食定时定量，不要暴饮暴食。

（2）坚持低脂肪饮食，多吃瘦肉、鸡蛋、绿色蔬菜、水果等。

（3）多吃五谷杂粮如玉米、高粱、豆类等。

（4）常吃富有营养的干果类食物，如花生、芝麻、瓜子等。

（5）忌食辛辣、酒类等食品。

子宫肌瘤患者在日常生活中应注意调节情绪，防止大怒大悲、多思多虑，尽量做到知足常乐，性格开朗、豁达；还应避免过度劳累，只有这样才能使五脏气血调和，则百病不生。另外，患者应注意节制房事，以防损伤肾气，加重病情。

子宫疾病预防很重要，首先要注意个人卫生，保持外阴清洁、干燥，经常换内裤；同时要定期做妇科检查、宫颈刮片、盆腔 B 超，做到早发现、早诊断、早治疗；倡导晚婚、少育、开展性卫生教育，注意性生活卫生，减少性传播疾病；了解个人生理卫生常识，做好自我保健工作。

卵巢肿瘤的检查必要性

卵巢作为女性的重要生殖器官，其作用一是产生卵子并排卵，二是分泌性激素，使妊娠得以实现。卵巢内部或表面一旦长出了肿块，就会影响它的正常功能；卵巢肿瘤可发生于任何年龄段的女性。

不管是良性还是恶性，大多数卵巢肿瘤患者没有明显的症状，再加上它位于盆腔，直至肿瘤长大到 10 厘米以上腹部才会隆起，所以很容易被忽略。因此，很多患者都是在上环前、人流前或因其他疾病而行妇科检查时无意中被发现；有的患者则是因月经不调或不孕，去就医时才发现；只有很少数患者会因腹痛或自觉腹部有肿块而被发现。

卵巢癌被疑与爽身粉和卫生巾有关。病因可能与家族遗传、环境因素有关，也可能与长期排卵（卵巢得不到休息）、未婚、不孕有关。有些学者指出，石棉和滑石粉以及含高脂肪的食品等，都被指为引发卵巢癌的祸首。滑石粉中有石棉———一种容易诱发癌症的物质。滑石粉是爽身粉（女性和儿童）常用的主要原料，石棉也常被用于卫生纸巾的生产，它们会由阴道、子宫和输卵管这个通道进入腹腔，因而引发肿瘤。约有 75% 的卵巢癌患者，由其组织切片中可见到 2 微米左右的滑石粉粒子。

卵巢良性肿瘤要重视。良性卵巢肿瘤分为生理性囊肿和病理性囊肿。生理性囊肿如黄素囊肿，与月经周期和妊娠等有关，多数会自行消失，无须用药及手术治疗。病理性囊肿常见的有畸胎瘤、黏液性或浆液性囊肿，以及由子宫内膜异位症引起的巧克力囊肿等，有一定的恶变率，应引起重视。如果患者年轻，有生育要求，可通过腹腔镜进行囊肿剥除。如果患者年龄大，无生育要求，可在腹腔镜下进行附件切除术。

卵巢恶性肿瘤要引起高度警惕。专家提醒，卵巢癌通常会出现以下信号：受肿瘤本身或腹水压迫出现腹胀；月经失调或绝经后阴道出血；不明原因的消瘦（肠道受癌体压迫，引起食量减少，同时癌细胞大量消耗人体养料）和贫血、乏力等现象。临床上，一旦怀疑是恶性，须进行手术探查。

定期妇科检查可以早发现、早诊治。专家建议已婚女性或者是有高危因素的女性，特别是家族嫡系亲属有恶性肿瘤病史，尤其是妇科肿瘤病史者，每半年或一年做一次妇科检查及盆腔超声检查，有助于早期发现。

生殖器结核防重于治

女性生殖器结核往往发病缓慢，常无自觉症状，一旦发现，就为时已晚，故预防本病的发生就显得尤为重要。

（1）要杜绝结核菌的首次入侵，避免原发病灶发生。平时除了增加营养、增强体质、避免过度疲劳之外，应尽量避免与结核病患者接触，以防呼吸道传染。

（2）已患有肺、胸膜、肠、淋巴等部位结核的女性，应及早规范性彻底治疗，以防播散。

（3）及早发现至关重要。凡少女满16岁尚不见月经初潮或月经稀少；未婚而有低热、盗汗、下腹坠痛；已婚1年未受孕或有月经失调者，都要及早就医，查找原因。对确诊为生殖器结核者，不论在呼吸系统、消化系统或泌尿系统是否找到原发病灶，都应加紧治疗，控制病情发展，或许有可能恢复生育能力。即使婚后生育无望，也可保证身体健康不受影响。

盆腔炎的预防及调护

1. 盆腔炎的预防

（1）杜绝各种感染途径，保持会阴部清洁、干燥，每晚用清水清洗外阴，做到专人专盆，切不可用手掏洗阴道内，也不可用肥皂或过烫热水清洗外阴。要勤换内裤，不穿紧身、化纤质地内裤。

（2）月经期、人流术后及上、取环等妇科手术后阴道有流血时，一定要禁止性生活，禁止游泳、盆浴、洗桑拿浴，要勤换卫生巾，以防致病菌趁机而入，造成感染。

（3）没有生育打算时，要认真避孕，尽量减少人工流产术的创伤。各种妇科的手术，术前和术后要严格遵循医嘱，使其对身体的伤害减少到最小。

2. 阻击盆腔炎从5方面入手

（1）繁忙不忘运动：可以参加各种形式的体育活动，尤其是散步、慢跑步、登山等耐力训练，增强机体的抵抗力。目前城市里的女性，尤其是职业女性，工作压力越来越大，时间越来越紧，身心均处于疲惫不堪的状态，基本没有空闲时间，即使有一点时间也往往以睡觉为主。这样一来，体力越来越差，抵抗力也越来越低，久而久之，往往会给病菌以可乘之机，从而成为盆腔炎的高发人群。因此，女性朋友应利用一切可能的时间加强锻炼，比如骑自行车去上班，坐公交车的女士可提前两站下车步行到单位，工作间隙站起来活动一下筋骨，在家边看电视边做体操等。

（2）减肥不减营养：部分女性朋友由于担心肥胖，单纯依靠不吃饭来瘦身，使机体处于极度的虚弱状态，甚至会造成肝肾功能受损，或发展成为精神性厌食。如果不及时给予充分的营养，就会造成机体抵抗力的急剧下降，可能继发各种不同类型的感染。正确的方法是，女性在节食的同时，不妨多吃高蛋白的食物，如瘦肉、豆制品，多吃蔬菜、水果，既可满足人体所需，又不会增加体重。

（3）注意经期卫生：目前绝大多数的女性朋友都能做到经期避免同房，但是由于现代职业女性工作压力越来越大，不能在经期得到充分的休息，这样久而久之就易于形成盆腔的充血，抵抗力下降，形成盆腔炎。因此，女性在经期首先要避免同房；其次，要注意休息，比如家务活让老公或孩子代劳，自己做总指挥。

（4）固定性伴侣：随着社会的进步，人们的性观念也在逐渐发生着变化。婚外性关系，多个性伴侣已经变得司空见惯。但是性伴侣的增多也会给女性朋友带来新的感染源，尤其在男女双方都有多个性伴侣的情况下，女性发生盆腔炎的概率要较性伴侣固定的女性明显增高，而性病的发生率也会增加。因此，严肃性态度，固定性伴侣是我们应该坚持的原则。

（5）使用避孕套：一种有效预防盆腔炎且代价极低的防护办法，就是大力推广避孕套的应用。据调查，坚持使用避孕套的女性盆腔炎的发生率显著低于不使用避孕套的同龄女性，尤其对于性伴侣多，性关系复杂的女性而言是极为有效的方法。研究表明，即使夫妻之间，使用避孕套也能降低女性盆腔炎的发生率。因此，我们应该更新观念，避孕套不仅是避孕的好方式，而且能够保护女性朋友免受盆腔炎的痛苦折磨。

会影响生育能力的生活习惯

（1）过频的热水浴：产生精子、卵子需要比正常体温37℃低1～1.5℃的环境。有资料表明连续3天在43～44℃的温水中浸泡20分钟，就有可能影响到生育功能。原来精子、卵子密度正常的人，密度可降到1000万/毫升以下，这种情况可持续3周。近年研究的"温热避孕法"依据的就是这个道理。因此过频、过久的热水浴对精子、卵子数量少，活率低的不育患者是不适宜的。当然每周1～2次时间又不太长的热水浴，并没有什么关系。

（2）营养不良和偏食：卵子的产生需要原料，因此生卵功能和营养水平密切相关。这并不是说一定要吃甲鱼、黄鳝。但多吃些瘦肉、鸡蛋、鱼类、蔬菜，保障人体所必需的蛋白质、维生素和微量元素的供给，还是必不可少的。而偏食的人往往容易发生某些营养的缺乏。

（3）精神忧郁及过度疲劳：长期的精神忧郁和过度的身心疲劳可影响性功能和生精功能。

不孕症的预防

（1）普及科技卫生知识，掌握受孕道理。随着医学的进步，性方面的知识已不再是神秘羞耻之事。应向人们作广泛宣传，使之了解性知识，减少疾病的发生，尤其是减少性器官方面疾病的发生，为妊娠创造有利条件。

（2）有病早治，预防为先。前面已介绍了很多疾病可以引起不孕，如果这些疾病能早期发现，早期得到彻底的治疗，就不会发展成不孕症。如盆腔炎，在急性期如能得到彻底的治疗就不会变成慢性盆腔炎，如果慢性盆腔炎能及时认真彻底治疗，不一定会造成输卵管不通，也不会因此而不孕。

（3）减少人流手术，重视第一胎孕育。有些时候手术不洁，或术后调理不慎均会引起感染，造成输卵管炎、子宫内膜炎，或形成附件炎性包块而致不孕。有些患者曾因多次人流可引起月经不调，或宫腔粘连等病症而影响生育。减少人流手术，对预防不孕有积极意义。

（4）不孕症患者首先要注意消除紧张、焦虑的心理。有的女性婚后一旦发现患有不孕症，往往产生自卑心理，精神压力很大。而科学研究表明，任何不良情绪均可导致下丘脑—垂体性腺的功能受到抑制，影响到正常的排卵功能，从而出现不孕。因此，患有不孕症的女性首先自己要有信心，要保持精神愉快，切忌急躁。

（5）注意自我保护，减少不孕的发生。某些女性从事特殊工作，接触放射线、某些有毒物质，从事高温工作等，应按照劳动保护条例规定，认真采取措施，自我保护，使导致不孕的因素降低到最低限度。

（6）加强骨盆肌肉的锻炼。可以在睡前，或办公休息的间隙，屏气收缩尿道、直肠以及阴道括约肌数十次，然后放松，每天2~3次。只要能持之以恒，就可使骨盆肌肉强大起来。

（7）孕育种子，应知晓聚精之道。适度和适时的性生活有利于种子，对预防不孕是极为重要的。

预防痛经的措施

（1）学习掌握月经卫生知识：月经的来临，是女子进入青春期的标志，然而有些女青年由于对月经出血现象缺乏了解，会产生不必要的恐惧、紧张与害羞等心理变化。这些不良的心理变化过度持久的刺激，则易造成人体气机紊乱，血行不畅而诱发痛经。因而女青年多学习一些相关的生理卫生知识，解除对月经产生的疑惑，消除或改善不良的心理变化，是预防痛经的首要措施。

（2）生活起居要有一定规律：月经是特殊的生理现象，容易受各种不良因素的影响，而出现月经病。平时的生活、起居、劳作要合理安排，有一定的规律。不宜过食生冷，不宜久居寒湿之地，不宜过劳或过逸等，而在月经期更需要避免寒冷刺激和冒雨涉水，避免剧烈运动和过度精神刺激等。

（3）积极做好五期卫生保健：五期卫生保健是指女性月经期、妊娠期、产褥期、哺乳期、更年期的卫生保健。在这五个特殊的时期，女性抗御病邪的能力降低，易于受病邪的侵害而发病。认真做好五期卫生保健，对于预防痛经有着重要意义，特别是一些继发性痛经的患者，往往是由于五期卫生保健不利而造成的。

（4）锻炼身体提高健康水平：经常锻炼身体，能增强体质，减少和防止疾病的发生。汉代医学家华佗就早已认识到体育锻炼能促进气机调畅、血脉流通、关节流利，达到防治疾病的目的，从而发明了五禽戏，供世人健身养生。女性经常参加一些体育锻炼，对于预防和治疗月经期腹痛也是有益处的。

（5）积极进行女性病的诊治：积极正确地检查和治疗女性病，是预防痛经的一项重要措施。首先月经期应尽量避免做不必要的妇科检查及各种手术。若行放环术、输卵管通液检查或子宫输卵管碘油造影检查，均应在月经干净后3~7天内进行，妇科检查应在月经干净后，这样可防止细菌上行感染。此外，在行剖宫产、子宫切开术时，要注意保护好手术视野，避免造成子宫内膜异位。关键是发现患有女性疾病，要做到积极治疗，以消除引起痛经的隐患。

青春期少女预防痛经的方法

一般来讲，青春期的女孩出现的痛经，都属于原发性痛经。从初潮后开始，几乎每月都有，使许多女孩都有一种恐惧感，更加重了痛经的程度，甚至产生恶性循环。这主要是由于心理压力大，或过于紧张焦虑，或爱吃冷饮食品，或经期剧烈运动，或受风寒湿邪侵袭等，久坐导致气血循环变差、造成人体的气机不畅，经血运行阻滞，出现痛经。另外经期剧烈运动、受风寒湿冷侵袭等，均易引发痛经。因此，女性应学习生理卫生知识，消除经前恐惧心理，对预防痛经是大有益处的。个人也要注意经期卫生，若月经来时肚子不舒服的话，可用热水袋热敷或喝些生姜红糖茶、玫瑰花茶等。若痛经一直不能缓解的话，应及时到医院检查，以便对症下药进行治疗，而不能光靠服用止痛药来消除症状。

为免受痛经之苦，年轻女性平时应加强体育锻炼、增强体质、生活要有规律，注意劳逸结合，加上适当的营养和充足的睡眠，使自己有一个不易得病的强健体魄。

在行经期间，除注意经期卫生外，还应避免剧烈运动和过度劳累，不要在过分寒冷、潮湿的地方或水中工作，禁止洗冷水澡，不食生冷辛辣食物，要保持乐观，性情开朗，不要有过重的思想负担。这样，就可以预防痛经的发生。

痛经是年轻女性常见经期疾病，然而，很多女孩痛经时常常服用止痛药来止痛，殊不知，如此虽然缓解了来经时的痛苦，却达不到彻底的治疗作用。常服止痛药会造成胃肠黏膜的损伤，还会产生依赖作用，此外，有些止痛药还会有中枢神经系统反应，如头晕、头痛、紧张、耳鸣，甚至还有肝、肾毒性等不良后果。

不良情绪可诱发乳腺病

乳腺增生病是多种因素导致内分泌失调引起的乳腺组织增生后复旧不全

而产生的疾患。在临床诊疗中发现，愤怒、抑郁、紧张焦虑和对乳腺癌的恐惧等心理，是乳腺增生病患者最常伴随的心境，往往会诱发疾病、加重病情、影响疗效、延长病程、导致复发等。

造成乳腺增生的原因非常复杂，但有两个因素是大家都比较认同的。一个是内分泌紊乱，如果女性体内卵巢分泌的激素失调，就容易出现这种毛病。另外一个重要的因素就是精神因素。社会在不断进步，每个人的待遇、机会各不相同，人们很难保持心态的平和。而且，现代人的精神压力普遍很大，社会对每个人的要求都在提高，而女性面临工作、人际关系、家庭等状况也可能不再像以前那样平稳，而是充满了种种不定的因素，一些女性因而出现由精神因素引发的内分泌失调、自主神经（植物神经）功能紊乱，睡不好觉、脾气暴躁，这些都会对乳腺产生不良影响。还有，现在人们的饮食好了，有高血糖、高血压病的人也很多，这也容易使女性出现内分泌失调，雌激素、黄体酮水平和腺体结构都出现一定程度的紊乱。

医生曾观察一组乳腺增生病例，发现有近半数的患者发病与情绪激动或抑郁有关。情绪与乳腺增生有什么关系呢？乳腺增生，究其原因，这其中有很多人都是与不快乐的情绪有关，从而导致了内分泌失调；中医认为郁怒伤肝、肝气郁结，则乳房胀痛。当女性总是处于怒、愁、忧、虑等不良情绪影响时，就会抑制卵巢排卵功能，雌激素增高导致乳腺增生。部分乳腺癌患者可能不得不因治疗失去乳房，心灵也会遭受较大打击，出现情绪上波动，这种不良情绪又进一步加速了疾病恶化，导致恶性循环。

压力易使女性患阴道炎

美国最新研究报告认为，心理压力有可能增加女性患细菌性阴道病的风险。在一次骨盆检查时，研究人员用知觉压力表计算这些女子前30天的心理压力情况，知觉压力表的范围为1~5分。结果发现，每增加1分压力，患细菌性阴道病的风险就多出1.15倍。对此，研究人员说，压力可能影响人体免疫系统，导致女性患阴道炎。

是什么决定了人的健康状况呢？从理论上说，如果人体处于平衡状态，人的健康状况通常良好，人体功能的重要指数比如心率、血压、血糖水平等，都处于理想范围之内。

可是，紧张性刺激能破坏这种"平衡"。我们的身体虽然对外伤等生理上的紧张性刺激非常敏感，反应也非常迅速，但对心理方面的紧张性刺激，如焦虑却无能为力，长期处于焦虑状态下很容易生病——心血管压力突然增强，结果造成高血压；体内储存的能量突然被调用，就容易患糖尿病；内分泌长期处于紊乱状态，就会引起肠胃失调、女性不排卵等诸多疾病。如果这些状况在很长时间内都不能得到改善，免疫系统最终会"举手投降"，人们的身体防线将彻底崩溃。这告诉人们，设法保持良好的心态，对阴道炎的预防、治疗及恢复有很大帮助。

女性唠叨可减压

女性病患者应稳定情绪，怡养性情，并根据患者的性格和发病诱因进行心理治疗。一项调查表明，有12%的夫妻就是由于家庭冷战、摩擦处理不当，导致感情破裂最终分手。其实，女人唠叨并不是严格意义上的"说"，而是倾诉。女人倾诉时，即使有事实出现，也是佐证，而不是主干。女人通过唠叨、倾诉来缓解自己的心理压力，聪明的丈夫面对妻子的喋喋不休应泰然处之，让她尽情地唠叨，待其怨气消除后再耐心地解释、劝说、开导或道歉。因为唠叨是女人的天性，是其心理自我调节的一种有效方式，有的还是其生理周期的一种正常反应。

心理学上的"宣泄效应"告诉我们，人一旦出现苦闷、烦躁、愤懑、痛苦等负性情绪，最好是能及时运用适当的方式进行排解、转移乃至消除。这种情绪的宣泄越及时、越酣畅、越彻底越好。此外，女性由于雌激素、孕激素随月经呈现周期性变化，情绪也会出现波动，一般在月经来潮之前会出现烦躁不安、精神萎靡、情绪紧张等症状，其间感情脆弱，易于冲动，稍遇刺激则易动怒。因此，女性如感到心理有压力，不妨采取"唠叨"这一特殊的健身方法。作为其亲友，应对此表示理解和接受，并积极创造条件，使其沉重的思想负担和精神压力得以缓解或消除。